Số Điện Thoại

Tên tiệm thuốc: _____

    Điện thoại: _____

    Địa chỉ: _____

Tên hàng xóm: _____

    Điện thoại: _____

Tên người thân: _____

    Điện thoại: _____

Tên người thân: _____

    Điện thoại: _____

Các số điện thoại khác:

Tên: _____   Điện thoại: _____

Tên: _____   Điện thoại: _____

Tên: _____   Điện thoại: _____

Tên: _____   Điện thoại: _____

Tên: _____   Điện thoại: _____

Chi tiết sức khỏe:

Dị ứng: _____

_____

_____

Bệnh tật: _____

_____

_____

Nơi cất giữ tờ Chỉ Thị Trước: _____

_____

Người Cao Niên Cần Làm Gì Cho Sức Khỏe

Dễ Đọc • Dễ Dùng

Albert Barnett, M.D.
Nancy Rushton, R.N.
Lynne Mumaw, R.N.

PEP
Population Empowerment Project
Funded by the County of Orange and the Coalition of Orange County
Community Clinics using Tobacco Settlement Funds

Institute for Healthcare Advancement
15111 East Whittier Blvd., Suite 460
Whittier, California 90603

In tại Hoa Kỳ
06 05 04 03 02   5 4 3 2 1
ISBN: 0-9701245-9-7

Kính Gửi Độc Giả

Quyển sách này dành cho quí vị cao niên từ 62 tuổi trở lên. Sách cho quí vị biết:

- Những nơi đến để được chăm sóc sức khỏe.

- Cách chọn bác sĩ.

- Về bảo hiểm sức khỏe cho người già.

- Những điều quí vị nên làm để sống mạnh khỏe và hoạt động.

- Về những thay đổi đến với tuổi già.

Người cao niên ngày nay sống lâu hơn trước. Họ có niềm vui và an hưởng đời sống. Là người cao niên, quí vị muốn sống cuộc đời hoạt động. Quí vị không muốn lệ thuộc vào người khác chăm sóc mình.

Quí vị muốn hưởng sự chăm sóc sức khỏe tốt nhất với chi phí vừa phải. Muốn vậy, quí vị phải chủ động trong việc chăm sóc sức khỏe của mình. Quí vị cần biết quyền lợi của mình, hệ thống chăm sóc sức khỏe hoạt động ra sao, và những điều cần làm để sống mạnh khỏe.

Quyển sách này dùng ngôn ngữ hàng ngày dễ đọc, dễ dùng. Hãy đọc quyển sách này để biết cách chăm sóc sức khỏe của mình. Quyển sách này không thay thế bác sĩ hay y tá trong việc chăm sóc sức khỏe. Quí vị phải gặp bác sĩ nếu thấy mình có vấn đề sức khỏe.

Sau đây là vài điều cần làm ngay khi nhận được sách này:

- Điền các số điện thoại vào trang đầu quyển sách.
- Mở trang 227 để biết những mục trong sách.
- Đọc và làm theo những chỉ dẫn an toàn ở trang 2–14.
- Mỗi ngày đọc vài trang cho tới hết quyển sách.
- Trong khi đọc, viết xuống những điều cần ghi nhớ về sức khỏe của mình. Đưa sách này cho bạn bè và gia đình đọc.
- Để sách này ở nơi dễ thấy.
- Ở cuối sách có một danh sách từ ngữ. Danh sách này giải nghĩa một số chữ dùng trong sách.

Quyển sách này đã được bác sĩ, y tá và những người được huấn luyện trong việc chăm sóc người cao niên đọc. Các bác sĩ, y tá và những người này đều đồng ý với những chi tiết trong sách. Họ thấy những chi tiết này an toàn và hữu ích. Nhưng mỗi người một khác. Một số điều trong sách này có thể không thích hợp với quí vị. Quí vị phải quyết định khi nào cần gọi bác sĩ và khi nào cần đi bệnh viện.

Nếu có thắc mắc hay lo âu về những điều trong sách này, quí vị hãy hỏi bác sĩ. Hãy luôn làm theo những điều bác sĩ hoặc những người được huấn luyện trong ngành y tế chỉ dẫn cho quí vị.

Khi Nào Cần Được Chăm Sóc Ngay Lập Tức

Sau đây là một số điều khiến quí vị cần được chăm sóc về y tế ngay lập tức:

- Khó thở.

- Đau nhiều ở ngực hoặc bụng và khó thở, toát mồ hôi.

- Đau nhiều ở cổ, vai và cánh tay.

- Bỗng nhiên không nói được.

- Một bên thân thể bỗng nhiên không chuyển động được.

- Một bên thân thể bị tê.

- Bỗng nhiên thấy đau một bên mắt.

- Một bên mắt bỗng nhiên không nhìn được.

- Bị chảy máu không ngừng.

- Bị đau vì té ngã.

Khi cần được chăm sóc ngay lập tức, hãy gọi 911 hoặc gọi dịch vụ cấp cứu địa phương.

Những Điều Nên Biết Trong Sách Này

Chỉ Dẫn An Toàn Cho Quí Vị Cao Niên

Ghi Chú

_____

_____

_____

_____

_____

_____

_____

_____

_____

_____

_____

_____

_____

_____

An Toàn Trong Nhà

Thế nào là an toàn trong nhà?

Đó là những điều cần làm ở nhà để được an toàn.

Tôi cần biết gì về những lúc té ngã?

- Mỗi năm, một trong 3 người cao niên trên 65 tuổi bị té ngã.

- Những thay đổi khi lớn tuổi khiến người cao niên dễ té ngã.

- Sau đây là một số thay đổi đó:
    - Các đầu khớp bị cứng đơ
    - Nhìn không rõ
    - Chóng mặt

- Đa số các vụ té ngã xảy ra tại nhà.

- Nhiều vụ té ngã làm gẫy xương.

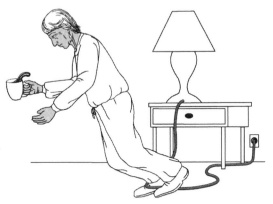

Thu cất các thứ dây nhợ này đi.

- Người cao niên té ngã một lần đều sợ bị té lần nữa. Họ không biết mình đi lại có vững không. Họ hoạt động ít hơn. Hoạt động ít hơn chỉ làm ta yếu đi, chứ không giúp cho khỏi té ngã.

- Những người cao niên yếu ớt không đứng vững trên đôi chân mình được. Họ dễ bị té ngã.

- Bia, rượu, và rượu mạnh có thể khiến các cụ run rẩy và yếu ớt. Người cao niên uống rượu có thể bị té nặng.

- Thuốc uống có thể khiến các cụ lảo đảo và chậm chạp. Người cao niên có thể té ngã nếu thức dậy lúc nửa đêm sau khi uống thuốc ngủ.

Tôi có thể làm gì để khỏi bị té ngã trong nhà?

- Năng hoạt động.

- Tập thể dục hằng ngày. Xin đọc đoạn nói về thể dục ở trang 112.

- Phải rất cẩn thận khi bước đi nếu uống bia, rượu, hay rượu mạnh, hoặc uống thuốc ngủ.

- Giữ nhà cửa sáng sủa. Ban ngày kéo màn cửa ra. Ban đêm bật đèn sáng. Thắp đèn đêm trong phòng ngủ, phòng tắm và lối đi.

- Phòng nào cũng phải có một đèn pin.

- Giữ sàn nhà cho khô. Đừng đánh bóng sàn nhà.

- Xếp dọn đồ lặt vặt. Liệng bỏ bàn ghế không dùng tới.

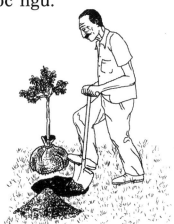

Làm những việc
giữ bắp thịt khỏe mạnh.

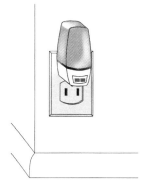

Dùng đèn đêm.

3

- Đừng để đồ đạc trên sàn. Đừng dùng thảm trải trên sàn. Dọn dây dẫn điện và những đồ đạc khác ra khỏi lối đi.

- Đừng để đồ đạc trên cầu thang. Cầu thang cần đủ ánh sáng. Dán băng keo mầu sáng dọc theo mép mỗi bậc thang. Nhớ bám vào tay vịn cầu thang.

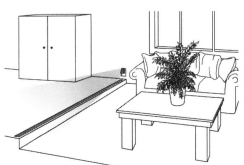

Coi chừng bậc lên xuống.

- Bậc lên xuống trong nhà là chỗ dễ bị vấp. Cần biết xem chỗ nào trong nhà có bậc lên xuống.

- Gắn tay vịn gần nơi bồn tắm, vòi hoa sen, và bồn cầu.

- Đứng trên miếng trải bằng cao su trong bồn tắm hoặc khi dùng vòi hoa sen.

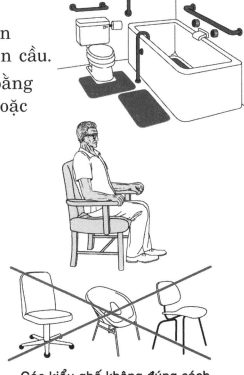

- Ngồi trên những chiếc ghế có thể đứng lên dễ dàng. Nhớ là:

    - Chỗ ngồi phải bằng phẳng.

    - Tựa sát lưng vào lưng ghế.

    - Tay dựa của ghế bằng chiều dài cánh tay người.

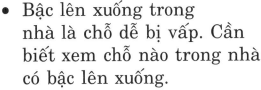

Các kiểu ghế không đúng cách.

- Mang giầy vừa vặn, gót thấp. Đừng mang giầy có đế trơn trượt. Đừng mang dép rộng.

- Để những đồ vật hay dùng tại những nơi có thể với được dễ dàng.

- Đừng leo thang. Nếu phải leo thang, đừng bao giờ leo lên 2 bậc trên cùng. Đừng leo thang nếu bị chóng mặt.

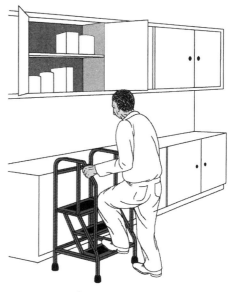

- Dùng ghế leo có bậc và tay vịn. Đứng vào ngay giữa bậc thang.

- Phải để điện thoại trong những phòng thường hay ở. Có chuyện gì xảy ra, quí vị có thể gọi cầu cứu ngay.

Dùng ghế leo có bậc và tay vịn.

Tôi nên làm gì để tránh khỏi bị té ngã khi ở bên ngoài?

- Để đèn sáng ban đêm tại hiên trước và trong vườn sau.

- Luôn luôn đi ở những chỗ có đèn thắp sáng.

- Dọn sạch lá, đá băng, hoặc các vật khác khỏi lối đi.

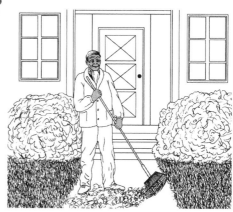

Cào lá khỏi lối đi để khỏi té ngã.

- Cố đừng ra ngoài khi đường đóng băng hoặc ướt át.

- Luôn sửa chữa các tay vịn cho tốt.

- Đừng ở bên ngoài lâu khi trời quá nóng. Quí vị có thể bị chóng mặt và té ngã.

- Coi chừng những chỗ có bậc lên xuống và đất gồ ghề.

- Cố vịn vào người khác khi đi trên mặt đất gồ ghề.

- Đừng mang hơn một túi xách khi đi bộ.

- Coi chừng những cục xi măng chặn trước đầu xe đậu.

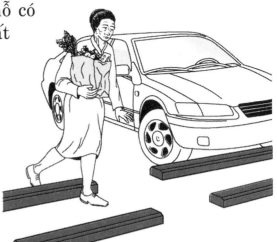

Cẩn thận khi bước đi ở những nơi có cục xi măng chặn trước đầu xe.

Tôi có thể làm gì nếu bị té ngã?

- Ngồi yên một lúc. Thở vài hơi thật sâu để lấy lại bình tĩnh.

- Kiểm điểm xem có bị thương không. Từ từ cử động tay chân.

- Nếu bị đau đớn nhiều ở tay hoặc chân, cố đừng cử động phần đó.

- Quay mình sang bên kia. Cố gượng dậy cho đến khi ngồi lên được.

- Ngồi yên một lúc.

- Bò đến một cái ghế vững chắc. Bám vào ghế để ngồi dậy. Nếu không dậy được, bò đến chỗ để điện thoại, gọi người đến giúp.

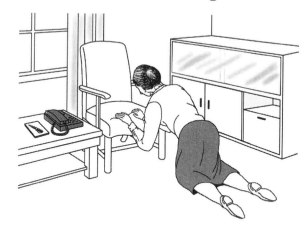

Dùng ghế kéo mình đứng dậy sau khi té.

- Nếu không bò được, kéo lê người – nằm ngửa, hoặc nằm nghiêng – trên sàn nhà đến chỗ để điện thoại.

Các lời khuyên khác về an toàn:

- Vặn máy hâm nước nóng không quá 120 độ F, hoặc 49 độ C.

- Lắp máy báo động khói trong tất cả phòng ngủ, hoặc lối đi. Nên kiểm soát "pin" thường xuyên.

- Đặt một bình chữa lửa trong nhà. Để bình ở một nơi dễ lấy. Biết cách sử dụng bình.

- Biết cách thoát ra khỏi nhà nếu có hỏa hoạn.

- Đặt máy báo động thán khí (Carbon Monoxide) trong nhà bếp và phòng ngủ.

- Không bao giờ để xe nổ máy trong nhà xe, dù chỉ trong một phút.

- Đừng vặn bếp lò để sưởi ấm nhà.

- Đừng đốt than trong nhà.

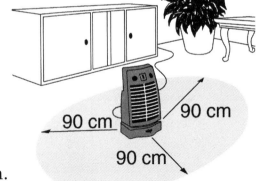

- Để máy sưởi lưu động cách vật dụng khác trong nhà 3 bộ Anh (feet, 90 cm).

- Lò sưởi và ống khói phải được kiểm soát và lau chùi hàng năm.

- Đừng hút thuốc. Nếu hút:

  - Đừng hút trên giường.

  - Dùng loại gạt tàn thuốc không bị lật nghiêng.

  - Nhúng thuốc lá và đầu điếu thuốc vào nước.

- Nếu sử dụng mền (chăn) điện:

  - Đừng gài mép mền dưới nệm.

  - Đừng để bất cứ thứ gì trên mền.

  - Đừng cho gia súc ngủ bên trên mền.

- Đừng bao giờ chạm vào núm bật điện hoặc các đồ điện khi tay chân đang ướt.

- Dùng nồi niêu xoong chảo loại nhẹ. Ngồi trong bếp khi đang nấu thức ăn trên bếp.

- Dùng (ấm) bình nấu nước có tiếng kêu hoặc tự tắt khi nước sôi.

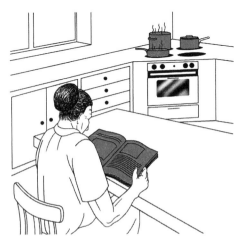

Ngồi trong bếp khi đang nấu nướng.

- Dùng các loại máy nướng hay máy pha cà phê có thể tự tắt khi thức ăn chín hoặc nước sôi.

- Cẩn thận khi hâm nóng thức ăn trong lò vi ba (microwave). Thức ăn hoặc đĩa đựng có thể nóng đến độ làm quí vị bỏng.

- Dùng máy báo giờ để nhắc nhở mình tắt máy.

- Đừng để thuốc uống cùng với các loại thuốc chùi rửa bồn rửa chén và bồn tắm, thuốc xịt rầy, hoặc các loại độc dược.

- Luôn luôn đựng đồ vật trong chai lọ nguyên thủy của chúng. Đừng đựng chất độc trong các chai hoặc bình trước kia dùng chứa đồ ăn.

- Đừng trộn lẫn các loại thuốc chùi rửa như Clorox và amonia. Làm như vậy có thể tạo ra một loại hơi độc làm quí vị bị bệnh nặng.

- Nhớ đội nón an toàn khi đi xe đạp. Nón an toàn phải phủ được cả phần trên của trán.

Nón an toàn phải phủ được cả phần trên của trán.

- Nếu có súng, giữ súng tại một nơi an toàn có khóa. Nhớ đừng nạp đạn sẵn. Giữ đạn riêng, khác với chỗ để súng.

- Luôn luôn đi cùng với người khác khi bơi, leo núi, làm việc nặng hoặc chơi trò chơi.

- Đừng để giấy nhắn trên cửa ra vào, hoặc để báo trên bồn cỏ. Người lạ sẽ biết không có người ở nhà.

Khi nào tôi phải gọi người giúp?

- Quí vị cần người giúp xếp đặt chỗ ở cho an toàn.
- Khi bị té ngã.

Lái Xe An Toàn

Thế nào là lái xe an toàn?

Đó là những luật về an toàn cho người cao niên khi lái xe.

Tôi cần biết những gì?

- Lái xe là một việc có nhiều ý nghĩa đối với người cao niên. Nhờ đó, họ có thể tự di chuyển. Họ được tự do.

- Nhiều người trên 65 gặp khó khăn khi lái xe. Họ có thể không lái xe an toàn như ngày xưa. Họ nhìn khó khăn, nghe ngóng khó khăn. Họ không thể di chuyển nhanh nhẹn.

- Người cao niên có thể không:
  - Thấy sự nguy hiểm trên đường.
  - Nghe thấy còi xe hoặc còi hụ cứu thương.
  - Phản ứng đủ nhanh trước sự nguy hiểm.

- Người cao niên có thể ngã bệnh khi đang lái xe.

- Đụng xe là 1 trong những nguyên nhân hàng đầu gây tử vong cho người cao niên trên 65 tuổi.

- Với thói quen lái xe tốt, người cao niên có thể an toàn trên đường.

Tôi có thể làm gì cho chính mình?

* Có nhiều điều quí vị có thể làm để trở thành một tài xế tốt, chẳng hạn:

  ■ Tránh lái xe vòng chữ U hoặc rẽ trái.

  ■ Lái chiếc xe nào có tầm nhìn thích hợp với mình để dễ nhìn đường xá.

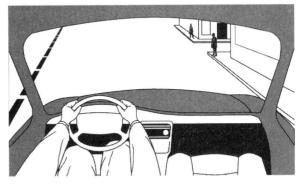

Lái chiếc xe giúp quí vị nhìn rõ đường.

  ■ Cố đừng lái xe khi trời xấu hoặc ban đêm.

  ■ Dự lớp dạy lái xe dành cho người cao niên.

  ■ Luôn luôn cài dây nịt an toàn.

  ■ Không nên dùng thuốc ngủ trước khi

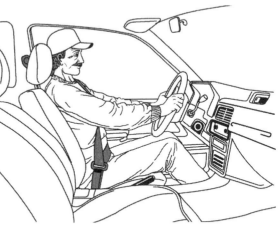

Cài dây nịt an toàn

  lái xe. Ảnh hưởng của thuốc có thể làm quí vị ngầy ngật vào sáng hôm sau. Đừng lái xe nếu còn cảm thấy ngầy ngật.

- Nên mang theo điện thoại cầm tay trên xe để gọi người đến giúp.
- Kiểm soát cần gạt nước xem có hoạt động tốt, và có nước rửa kính xe không.
- Tuân theo các giới hạn tốc độ.
- Dùng đèn hiệu báo khi rẽ.
- Đừng ăn hay dùng điện thoại di động trong lúc lái xe.
- Chỉ đổi lằn khi cần thiết.
- Nhớ lau sạch đèn pha đầu xe.
- Giữ xe trong tình trạng tốt.
- Đeo kính vào nếu cần.
- Đeo kính mát khi mặt trời chiếu vào mắt.
- Biết đường đi trước khi lên xe. Tìm vị trí trên bản đồ.
- Nếu bị lạc, dừng lại và hỏi thăm đường đi.

- Đừng lái xe:
  - Sau khi uống bia, rượu, rượu mạnh.
  - Khi uống thuốc làm buồn ngủ hoặc chóng mặt.
  - Khi cảm thấy bịnh.
- Nếu phải lái xe ban đêm:
  - Để cho mắt quen dần với bóng tối.
  - Lái trên những lằn dành cho xe chạy chậm.
  - Đừng nhìn vào đèn đầu của xe chạy ngược chiều.

- Có nhiều điều quí vị có thể làm để giảm thiểu lái xe:

  - Mua hàng theo các chương trình quảng cáo qua máy điện toán, trên đài truyền hình, hoặc đài phát thanh.

  - Sử dụng dịch vụ giao hàng tận nhà.

  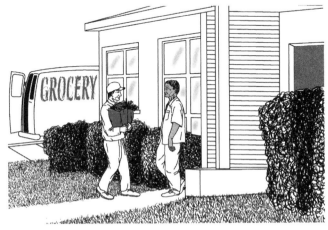

  - Mua hàng qua đường bưu điện.

  - Đi đây đó với người khác.

  Sử dụng dịch vụ giao hàng tận nhà.

  - Ký thác tiền hoặc trả hóa đơn qua dịch vụ ngân hàng tự động.

Khi nào tôi phải gọi bác sĩ hoặc y tá?

- Khi muốn biết mình có thể lái xe không?
- Khi thắc mắc về các thuốc đang uống.
- Khi nhìn đường khó khăn lúc lái xe.

Ngược Đãi Người Cao Niên

Thế nào là ngược đãi người cao niên?

Ngược đãi người cao niên là những điều gây tổn thương cho người trọng tuổi. Ngược đãi có thể do vợ/chồng, người săn sóc, thành viên gia đình, người lạ, thiện nguyện viên. Ngược đãi có thể làm hại thể xác, tâm trí, hoặc tinh thần người cao niên. Lường gạt và ăn cắp của người cao niên cũng là ngược đãi. Đó gọi là lừa đảo.

Tôi cần biết những gì?

- Người cao niên có các quyền hạn.
- Việc ngược đãi người cao niên có thể xảy ra với bất cứ ai, bất cứ nơi nào. Sau đây là vài thí dụ về ngược đãi:
  - Đánh đập.
  - Xô đẩy.
  - Hãm hiếp.
  - Gọi bằng tên chế nhạo.
  - Không cho ăn.
  - Không giúp đỡ y tế.
  - Cho người cao niên quá nhiều thuốc.
  - Ăn cắp của người cao niên.

- ■ Nhốt người cao niên trong phòng.
- ■ Đối xử với người cao niên như trẻ nít.
- Ăn cắp của người cao niên là một hình thức ngược đãi thường gặp. Người cao niên sống một mình dễ bị ngược đãi.
- Một vài trò lường gạt hay xảy đến cho người cao niên là:
  - ■ Bán hàng qua điện thoại.
  - ■ Sửa chữa nhà cửa, mặc dù người cao niên không yêu cầu.
  - ■ Thử nghiệm y khoa miễn phí.
  - ■ Cho người cao niên biết đã trúng số hoặc trúng giải nhưng trước tiên phải gửi chi phiếu đi.
  - ■ Giả danh hội từ thiện.
  - ■ Chữa hói đầu, phong thấp, và nhiều điều khác.
- Nhiều người cao niên giữ bí mật các vụ lừa gạt và ngược đãi. Họ mắc cở hoặc sợ hãi không dám nói với người khác.

Tôi có thể làm gì cho chính mình?

- Giữ tinh thân với bạn bè và hàng xóm cũ. Mời bạn bè đến chơi và xem mình có bình yên không.
- Kiểm soát tiền bạc và vật dụng khác của mình.
- Cho ký thác các ngân phiếu An Sinh Xã Hội hoặc hưu bổng vào ngay trương mục ngân hàng của mình.

- Xin giúp đỡ nếu có giấy tờ khó hiểu. Nói chuyện với luật sư, bác sĩ, hoặc người trong gia đình.

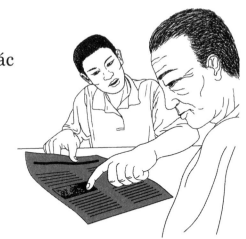

Nhờ người giúp đỡ về giấy tờ pháp lý.

- Coi chừng:

  - Những người đi chào hàng từng nhà.

  - Người lạ gọi điện thoại hỏi về tiền bạc, thẻ tín dụng, hoặc chuyện gia đình.

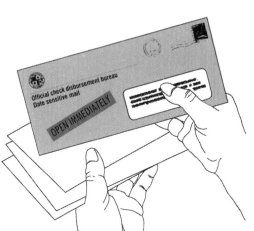

  - Giấy tờ trông như thư của chính quyền gửi đến bằng bưu điện.

  - Các phòng thử nghiệm lưu động đề nghị thử nghiệm miễn phí.

  - Các lời nhắn trong điện thoại, nói quí vị gọi lại số vùng 900 hoặc 809. Quí vị sẽ tốn rất nhiều tiền khi gọi những số này.

  - Điện thoại hoặc thư từ báo tin quí vị đã trúng một giải thưởng gì.

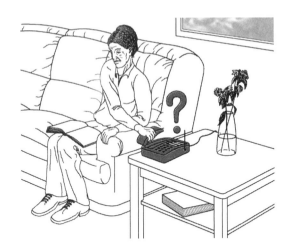

- Cúp điện thoại ngay nếu người lạ gọi tới.

- Đừng mở cửa cho người lạ vào nhà.

- Đừng cho người lạ biết quí vị ở nhà một mình.

- Tự đọc và gửi thư của chính mình.

- Cất thẻ tín dụng, tiền mặt, và các vật dụng giá trị khi có người làm việc trong nhà.

- Coi chừng những trò lường gạt bằng thư tín nhắm vào người cao niên.

  - Đừng tin khi có người báo tin quí vị đã thắng giải.

  - Đừng bao giờ gửi tiền mặt trong thư.

  - Đừng ký giấy để nhận tiền bồi hoàn (Rebates), quà tặng, hoặc phiếu giảm giá (Coupon).

  - Trả lại các loại thư tín này cho người đưa thư.

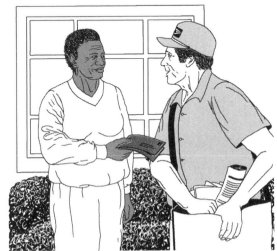

Hỏi người đưa thư về những điều cần làm đối với các trò lường gạt bằng thư tín.

- Sau đây là các việc quí vị không nên làm:
  - Đừng mua hàng của những người chào hàng qua điện thoại hoặc người bán hàng đến từng nhà.
  - Đừng cho ai số trương mục ngân hàng hoặc số An Sinh Xã Hội qua đường điện thoại.
  - Đừng cho người khác thấy những số tiền lớn.
  - Đừng ký giấy khi không hiểu rõ. Quí vị có thể ký giấy chuyển nhượng căn nhà của mình cho người khác mà không biết.
  - Đừng tặng tiền mặt cho hội từ thiện. Ký ngân phiếu.

Khi nào tôi phải gọi người giúp?

- Gọi, hoặc nhờ người gọi, cho cảnh sát địa phương hoặc sở xã hội nếu quí vị nghĩ rằng mình đang bị đối xử tồi tệ.
- Báo cáo trường hợp mình bị ngược đãi hoặc người khác bị ngược đãi.

Làm Sao Để Được Hưởng Dịch Vụ Y Tế

2

Ghi Chú

_____

_____

_____

_____

_____

_____

_____

_____

_____

_____

_____

_____

_____

Những Nơi Đến Để Hưởng Dịch Vụ Y Tế

Những nơi này là gì?

Có nhiều chỗ quí vị có thể đến để hưởng dịch vụ y tế. Mỗi nơi tốt tùy từng trường hợp.

Tôi cần biết những gì ?

- Sau đây là những nơi hoặc những phương cách thông thường để nhận dịch vụ y tế:
  - Văn phòng bác sĩ
  - Trung tâm chăm sóc khẩn cấp
  - Phòng cấp cứu bệnh viện (ER)
  - Trung tâm giải phẫu
  - Bệnh viện
  - Nhà an dưỡng, hoặc cơ sở an dưỡng chuyên nghiệp (SNF)
  - Cơ sở chăm sóc người bệnh nặng ở giai đoạn cuối cùng
  - Gọi số 911
  - Dịch vụ y tế tại gia
- Ngoài ra còn có những nơi đặc biệt để thử nghiệm hoặc trị liệu.

Văn phòng bác sĩ

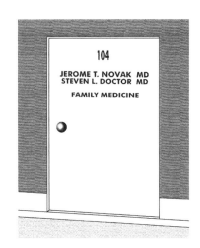

- Văn phòng bác sĩ là nơi tốt nhất cho hầu hết các nhu cầu chăm sóc sức khỏe. Bác sĩ biết quí vị, và có hồ sơ bệnh lý của quí vị.

- Nên đến bác sĩ nếu không phải là trường hợp cấp cứu. Văn phòng bác sĩ là nơi tốt nhất để chữa trị:

  - Cảm cúm.

  - Khám nghiệm các bệnh như tiểu đường và cao áp huyết.

  - Thử nghiệm cổ tử cung hoặc khám nhiếp hộ tuyến.

  - Nhức mỏi và đau đớn như trường hợp phong thấp.

  - Chích ngừa cúm hoặc sưng phổi.

  - Các vấn đề sức khỏe khác, hoặc các thắc mắc không thuộc về cấp cứu.

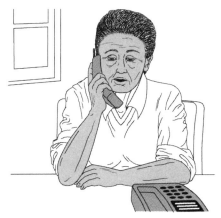

- Tốt nhất là gọi lấy hẹn trước. Một số bác sĩ sẵn sàng tiếp bệnh nhân cần gặp trong cùng ngày.

- Trong đa số trường hợp, phòng mạch bác sĩ là nơi chăm sóc ít tốn kém nhất.

Gọi điện thoại lấy hẹn khám bệnh.

Trung tâm chăm sóc khẩn cấp

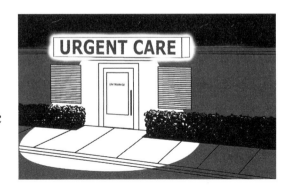

- Những trung tâm này cũng làm những việc như bác sĩ gia đình. Các trung tâm này mở cửa lâu hơn. Có nhiều chỗ mở cửa suốt đêm và cuối tuần.

- Quí vị không cần phải gọi lấy hẹn trước khi đi đến trung tâm chăm sóc khẩn cấp.

- Trước khi đi, quí vị có thể gọi để biết xem cần chờ đợi bao lâu. Có thể phải chờ đợi từ 10 phút tới 2 tiếng đồng hồ.

- Hỏi bác sĩ gia đình xem trung tâm chăm sóc khẩn cấp nào gần nhà quí vị nhất.

- Đến trung tâm chăm sóc khẩn cấp nếu:

  - Bác sĩ quá bận không tiếp quí vị được.

  - Bác sĩ đi vắng.

  - Quí vị quá bận không thể đến phòng mạch bác sĩ trong giờ làm việc của phòng mạch.

  - Quí vị không có xe đi trong giờ làm việc của phòng mạch.

- Phí tổn của trung tâm chăm sóc khẩn cấp có thể bằng hoặc cao hơn chút đỉnh so với văn phòng bác sĩ.

- Nếu quí vị thuộc Chương Trình Y Tế Quản Trị Medicare, bác sĩ của quí vị có thể phải chấp thuận để quí vị đến trung tâm chăm sóc khẩn cấp.

- Tốt nhất là luôn luôn đi bác sĩ của mình khi có thể được. Bác sĩ biết quí vị và có hồ sơ bệnh lý của quí vị.

Phòng cấp cứu bệnh viện

- Phòng cấp cứu bệnh viện (ER) có bác sĩ và dụng cụ đặc biệt. Nơi đây chăm sóc các thương tích nặng hoặc bệnh nặng.

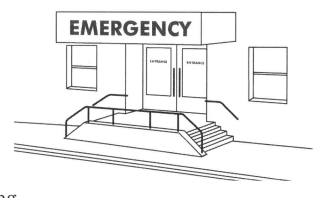

- Đa số phòng cấp cứu mở cửa mỗi ngày, 24 giờ một ngày.

- Đến ngay phòng cấp cứu nếu quí vị nghĩ rằng tính mạng mình bị đe dọa. Sau đây là một số lý do khiến quí vị cần đi phòng cấp cứu:

  - Chảy máu rất nhiều
  - Đau ngực

  - Khó thở
  - Phỏng nặng

  - Gẫy xương
  - Ngất xỉu

  - Bỗng dưng không nhìn thấy, không nghe, không nói được

  - Bỗng dưng không cử động được chân tay

- Trong trường hợp cấp cứu, hãy đi thẳng tới phòng cấp cứu. Không cần phải gọi bác sĩ gia đình trước. Nếu thuộc Chương Trình Y Tế Quản Trị Medicare, quí vị cần gọi cho bác sĩ gia đình trong vòng 24 hoặc 48 tiếng sau khi đi vào phòng cấp cứu. Bác sĩ gia đình cần phải chấp thuận những dịch vụ chăm sóc tiếp theo.

- Nếu đến phòng cấp cứu vì lý do không phải là cấp cứu, chẳng hạn như bị trật chân, quí vị có thể phải đợi hàng giờ trước khi được chăm sóc.

- Phòng cấp cứu bệnh viện là nơi rất tốn kém để được chăm sóc. Nếu quí vị thuộc Chương Trình Y Tế Quản Trị Medicare, chương trình này có thể không chi trả cho khám cấp cứu nếu tính mạng quí vị không bị đe dọa.

- Nên gọi cho bác Sĩ Gia Đình hoặc Chương Trình Y Tế Quản Trị để xin chấp thuận.

Trung Tâm Giải Phẫu

- Đôi khi được gọi là trung tâm giải phẫu ban ngày hoặc trung tâm giải phẫu di động. 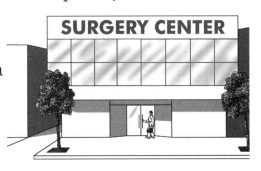 Một số trung tâm giải phẫu nằm trong bệnh viện.

- Trung tâm giải phẫu thực hiện những cuộc giải phẫu đơn giản không thực hiện được tại phòng mạch bác sĩ gia đình.

- Trong đa số trường hợp, quí vị có thể về nhà vài giờ sau khi giải phẫu.

- Trước khi đến trung tâm giải phẫu, quí vị cần biết:

  - Những điều cần làm để chuẩn bị sẵn sàng. Quí vị có thể phải đến phòng thử nghiệm, hoặc không được ăn.

  - Nếu trung tâm giải phẫu thuộc Medicare hoặc Chương Trình Y Tế Quản Trị Medicare, quí vị cần biết:

    - Phí tổn bao nhiêu

    - Quí vị phải trả bao nhiêu.

- Quí vị có thể gọi Medicare ở số 1-800-633-4227 để biết các phí tổn này.

Bệnh Viện

- Bệnh viện là nơi cần đến khi quí vị phải ở lại qua đêm. Đây là nơi săn sóc bệnh nhân nội trú.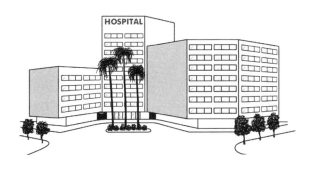

- Trước khi đến bệnh viện, nhớ điền sẵn mẫu đơn chỉ thị trước (xem trang 44). Mang theo mẫu đơn này khi đến bệnh viện.

- Nhiều bệnh viện có trung tâm cho bệnh nhân ngoại trú. Các trung tâm này cung ứng những dịch vụ như quang tuyến, thử nghiệm và vật lý trị liệu. Bác sĩ gia đình có thể gửi quí vị đến đây để thực hiện những điều này.

- Việc chăm sóc tại bệnh viện rất đắt đỏ. Trước khi đi, quí vị cần biết:

  - Bệnh viện có thuộc Chương Trình Y Tế Quản Trị Medicare không.

  - Quí vị hoặc bác sĩ gia đình có cần xin phép cho quí vị chữa trị hay không.

  - Phí tổn bao nhiêu.

  - Quí vị phải trả bao nhiêu.

- Quí vị có thể gọi Medicare ở số 1-800-633-4227 để biết các phí tổn này.

Nhà an dưỡng hoặc cơ sở an dưỡng chuyên nghiệp (SNF)

- Các cụ đến cơ sở an dưỡng chuyên nghiệp khi không cần ở lại bệnh viện, nhưng còn đau yếu quá không về nhà được. 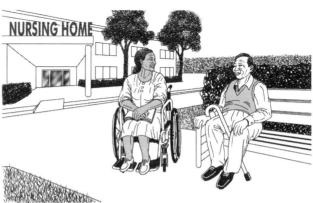 Chẳng hạn sau khi bị tai biến mạch máu não, hoặc giải phẫu xương hông.

- Các cụ đến cơ sở an dưỡng chuyên nghiệp để cơ thể khỏe mạnh hơn hầu có thể tự lo cho mình khi ở nhà.

- Một số cơ sở an dưỡng chuyên nghiệp nằm ngay trong bệnh viện hoặc gần bệnh viện. Một số cơ sở an dưỡng chuyên nghiệp khác ở xa hơn. Nên chọn một nơi để thân nhân và bằng hữu dễ đến thăm.

- Quí vị có thể cần ở lại cơ sở an dưỡng chuyên nghiệp vài ngày hoặc vài tuần. Đa số cụ không cần ở lâu quá vài tuần lễ.

Cơ sở chăm sóc người bệnh nặng ở giai đoạn cuối cùng

- Cơ sở chăm sóc người bệnh nặng ở giai đoạn cuối cùng gồm những người chăm sóc cho người bệnh sắp chết. Nhiều bệnh nhân ở nơi chăm sóc này bị ung thư.

Chăm sóc người bệnh nặng ở giai đoạn cuối cùng tại nhà.

- Cơ sở chăm sóc người bệnh nặng ở giai đoạn cuối cùng giúp con người đối phó với việc chết chóc. Nơi chăm sóc này giúp con người được thoải mái và bớt đau đớn trong những tháng cuối cùng của cuộc đời.

- Việc chăm sóc người bệnh nặng ở giai đoạn cuối cùng có thể thực hiện tại tư gia, tại nhà an dưỡng hoặc cơ sở chăm sóc đặc biệt cho người bệnh nặng ở giai đoạn cuối cùng.

- Việc chăm sóc người bệnh nặng ở giai đoạn cuối cùng gồm:
  - Bác sĩ hướng dẫn cách chăm sóc.
  - Y tá cho thuốc và kiềm chế cơn đau.
  - Nhân viên xã hội giúp về tình cảm và các nhu cầu khác.
  - Có người giúp đỡ tắm rửa và các sự chăm sóc khác.
  - Dụng cụ y khoa và các tiếp liệu.
  - Cầu nguyện và nói chuyện.
  - Những người được huấn luyện về các sự hỗ trợ khác.
- Việc chăm sóc người bệnh nặng ở giai đoạn cuối cùng phải do bác sĩ chỉ thị.

Gọi 911

- Hầu hết mọi thành phố tại Hoa Kỳ đều có dịch vụ cấp cứu qua các nhân viên cứu thương của sở cứu hỏa. Họ tới tận nhà quí vị, hoặc tới địa điểm xảy ra tai nạn.
- Cần sự giúp đỡ này, xin gọi số 911, hoặc sở cứu hỏa địa phương.
- Chỉ gọi 911 trong trường hợp khẩn cấp hoặc khi bác sĩ bảo gọi. Cấp cứu là khi bị quá đau đớn, hoặc quí vị nghĩ tính mạng của mình bị đe dọa.

Chăm sóc y tế tại nhà

- Chăm sóc y tế tại nhà dành cho những người không thể ra khỏi nhà vì không đi lại được hoặc vì quá bệnh và yếu đến mức không thể rời nhà được. Người không thể ra khỏi nhà gọi là liệt giường.

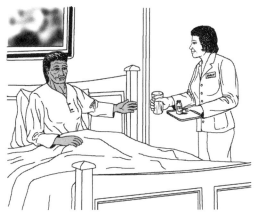

Các cụ được chăm sóc tại nhà.

- Chăm sóc y tế tại nhà phải do bác sĩ chỉ thị.

- Đa số cụ chỉ cần chăm sóc sức khỏe tại nhà một thời gian ngắn. Một số cụ cần chăm sóc như vậy sau khi rời bệnh viện.

- Quí vị có thể được cung cấp dịch vụ tại nhà như:

  - Y tá đến chích thuốc, săn sóc vết thương, hoặc các loại săn sóc khác.

  - Vật lý trị liệu qua thể dục, hoặc dạy cho quí vị biết cách dùng nạng hoặc một số điều khác.

  - Ngôn ngữ trị liệu giúp người bệnh học nói sau khi bị tai biến mạch máu não.

  - Người giúp việc đến lau dọn nhà cửa và mua bán giúp.

  - Những thứ khác như xe lăn và gậy chống giúp bước đi.

31

- Nếu bác sĩ chỉ thị cho chăm sóc tại nhà như vậy, cần hỏi xem quí vị phải trả bao nhiêu.

Tôi có thể làm gì cho chính mình?

- Điền vào trang đầu cuốn sách này. Viết tên, địa chỉ, và số điện thoại của:
  - Bác Sĩ Của Mình.
  - Phòng cấp cứu bệnh viện gần nhất.
  - Nhân viên cứu thương hoặc trạm cứu hỏa.
  - Hiệu thuốc tây.
  - Các số điện thoại khác liên quan đến y tế.
- Giữ cuốn sách này ở một nơi dễ thấy.
- Khi mới bị một vấn đề sức khỏe, hãy lo trị liệu ngay. Đừng chờ cho đến lúc vấn đề trở thành to lớn hay thành trường hợp cấp cứu.
- Hoạch định việc chăm sóc sức khỏe cho mình. Làm hẹn gặp bác sĩ. Hãy nhớ rằng, nơi tốt nhất để được chăm sóc sức khỏe là phòng mạch bác sĩ gia đình. Bác sĩ biết quí vị hơn cả. Bác sĩ có tất cả hồ sơ bệnh lý của quí vị. Quí vị cảm thấy thoải mái khi đến đó.

Khi nào tôi phải gọi bác sĩ hoặc y tá?

- Khi quí vị không biết đến đâu để được chăm sóc sức khỏe.
- Khi quí vị có thắc mắc về việc chăm sóc sức khỏe cho mình.

Chọn Bác Sĩ

Thế nào là chọn bác sĩ?

Nên chọn một bác sĩ làm bác sĩ gia đình cho mình. Bác sĩ gia đình là người mà quí vị phải gọi tới trong mọi vấn đề và thắc mắc về sức khỏe. Vị này là người quí vị tín nhiệm và giúp quí vị khỏe mạnh.

Tôi cần biết những gì?

- Quí vị cần hoạch định chương trình chăm sóc sức khỏe.

- Bước đầu tiên là tìm một bác sĩ. Chọn bác sĩ ngay khi còn khỏe mạnh. Đừng chờ cho tới khi có bệnh. Khi đó, quí vị có thể không còn chọn bác sĩ được nữa.

- Sau đây là một số điều quí vị cần để ý khi tìm bác sĩ:

  - Bác sĩ được huấn luyện đầy đủ, gọi là có "tín chỉ".

  - Bác sĩ làm việc cho một bệnh viện tốt trong vùng.

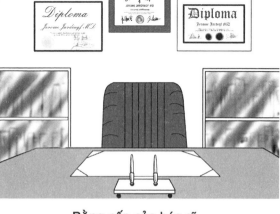

Bằng cấp của bác sĩ.

- Bác sĩ biết rất rõ về nhu cầu của người cao niên.
- Quí vị thấy thoải mái với bác sĩ này.
- Bác sĩ biết lắng nghe quí vị.
- Bác sĩ cắt nghĩa sự việc bằng ngôn ngữ quí vị hiểu được.
- Nhân viên văn phòng thân thiện và giúp đỡ.
- Bác sĩ có thời giờ tiếp quí vị.

- Tự hỏi mình xem:
  - Quí vị cảm thấy thoải mái với bác sĩ nam hay bác sĩ nữ hơn?
  - Quí vị có thể đến bác sĩ dễ dàng không?
  - Trước khi đến phòng mạch, nên gọi điện thoại trước xem văn phòng có mở cửa không.
  - Nếu quí vị cần người đưa đi, phòng mạch bác sĩ có làm việc vào giờ thuận lợi cho gia đình hoặc bạn bè quí vị không?
  - Nếu quí vị hiểu rõ hơn khi nói một ngôn ngữ khác, bác sĩ có nói được ngôn ngữ đó không? Còn các nhân viên văn phòng?

- Tìm được bác sĩ giỏi có thể là một công việc khó khăn. Sau đây là một vài địa điểm có thể xin giúp đỡ:
  - Nếu quí vị sắp dọn đi, xin bác sĩ của mình cho biết tên của những bác sĩ giỏi trong vùng sắp chuyển đến.

- Nếu có bạn bè hoặc thân nhân là y tá hoặc bác sĩ, nhờ họ giúp tìm cho một vị bác sĩ.

- Gọi bệnh viện trong vùng. Họ có thể cho tên vài vị bác sĩ làm việc với bệnh viện đó.

- Nếu quí vị ở trong Chương Trình Y Tế Quản Trị Medicare, nói chuyện với y tá phối hợp dịch vụ. Hỏi tên các bác sĩ giỏi trong vùng.

- Chọn một vị bác sĩ có chứng chỉ về y khoa gia đình và nội khoa. Nghĩa là, vị bác sĩ này được huấn luyện chuyên môn thêm nhiều năm sau khi đã tốt nghiệp y khoa. Bác sĩ cũng phải qua được nhiều kỳ thi đặc biệt.

- Một số bác sĩ được huấn luyện đặc biệt và lưu tâm về giới cao niên. Những vị này gọi là bác sĩ lão khoa. Họ thường săn sóc những vị cao niên bệnh nặng hoặc quá yếu.

- Các hãng bảo hiểm y tế gọi bác sĩ là "người cung cấp dịch vụ y tế". Họ gọi bác sĩ của quí vị là bác sĩ săn sóc đầu tiên, viết tắt là PCP (Primary Care Physician).

- Vị PCP phải biết rất rõ về tình trạng sức khỏe của quí vị. PCP của quí vị:

  - Thu thập tất cả kết quả thử nghiệm. PCP cũng thu thập hồ sơ bệnh lý từ các bác sĩ khác.

Hồ sơ bệnh lý.

- Dùng ngôn ngữ giản dị giải thích cho quí vị biết sức khỏe của quí vị có điều gì không ổn, và quí vị có những chọn lựa nào để chữa bệnh.

- Cùng quí vị quyết định phương cách chăm sóc tốt nhất.

- Quan sát xem quí vị tiến triển ra sao.

- Thay đổi thuốc men và trị liệu khi cần.

- Gửi quí vị đến bác sĩ khác để điều trị chuyên khoa. Quí vị sẽ không được chăm sóc sức khỏe toàn hảo nếu cứ đổi hết bác sĩ này sang bác sĩ khác. Quí vị có thể được quá nhiều chăm sóc, có thể không tốt.

- Vị PCP cần biết chắc quí vị không uống quá nhiều thuốc. Vị này phải biết chắc quí vị chỉ được giải phẫu hoặc điều trị khi cần mà thôi.

- Một số PCP có nhiều chuyên viên phụ giúp. Những người này hợp sức làm việc với bác sĩ gia đình để chăm sóc cho quí vị. Những người này có thể là y tá thực hành, hoặc y sĩ phụ tá. Họ làm được nhiều công việc của bác sĩ.

Tôi có thể làm gì cho chính mình?

- Chọn một bác sĩ thường xuyên của mình, cũng còn gọi là PCP. Nhờ giúp đỡ để tìm được bác sĩ thích hợp.

- Khi có tên bác sĩ, gọi điện thoại đến xin gặp.

  - Để ý xem nhân viên đối đãi với quí vị ra sao trên điện thoại. Họ có lịch sự và giúp đỡ không?

- Hỏi xem bác sĩ có nhận thêm bệnh nhân mới không?

- Nếu có, hỏi xem độ bao lâu quí vị có thể đến khám tổng quát.

- Hãy coi chừng nếu quí vị phải chờ tới hơn một tháng. Vị bác sĩ này có thể quá bận. Nên gọi một bác sĩ khác.

- Chuẩn bị cho việc khám sức khỏe:

  - Lấy hồ sơ bệnh lý. Quí vị có thể ký giấy để xin chuyển hồ sơ cho vị bác sĩ mới. Quí vị cũng có thể mang theo hồ sơ. Tốt nhất là mang theo hồ sơ nếu ngày hẹn khám sức khỏe của quí vị còn dưới 4 tuần.

  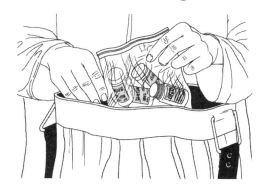

  Mang theo thuốc men.

  - Mang theo tất cả thuốc men, gồm cả những thứ quí vị tự mua, như aspirin, dược thảo, và thuốc bổ.

  - Làm một danh sách các thắc mắc muốn hỏi bác sĩ. Đặt câu hỏi quan trọng nhất lên đầu danh sách.

  - Vì sẽ phải cởi bỏ quần áo, quí vị hãy mặc y phục dễ cởi.

- Để đủ giờ đi tới phòng mạch cho khỏi vội vã. Hãy đến phòng mạch sớm. Là bệnh nhân mới, quí vị cần ít nhất 15 phút để điền giấy tờ.

- Khi quí vị đến phòng mạch:

  - Để ý xem phòng mạch ra sao. Trông có tổ chức không?

  - Nhân viên đối xử với quí vị ra sao? Họ có làm cho quí vị cảm thấy được tiếp đón không?

  - Để ý xem quí vị phải chờ bao lâu mới được gặp bác sĩ. Hãy coi chừng nếu phải chờ quá giờ hẹn 30 phút. Nhân viên có giải thích lý do phải chờ lâu không?

  - Bác sĩ chào đón quí vị ra sao? Có vẻ vội vã không? Bác sĩ có ngồi xuống và tỏ ra chú ý đến quí vị không?

  - Bác sĩ có lắng nghe quí vị không? Bác sĩ có nói chuyện khi quí vị đang nói không?

  - Quí vị có hiểu bác sĩ nói gì không? Vị bác sĩ này có dùng những từ ngữ y khoa khó hiểu hay dùng những chữ đơn giản quí vị hiểu được?

  - Hỏi xem nếu quí vị bị bệnh ngoài giờ phòng mạch mở cửa thì sao. Có bác sĩ nào trực không? Có trung tâm chăm sóc khẩn cấp nào để quí vị tới được không?

- Khi về nhà, hãy nhớ lại xem buổi khám bệnh đó như thế nào.
  - Quí vị có cảm thấy hài lòng với bác sĩ hay không?
  - Quí vị có cảm thấy thoải mái khi đặt câu hỏi không?
  - Bác sĩ có dành thời giờ cho quí vị hay không?
  - Quí vị có tin tưởng bác sĩ không?
  - Nếu không chắc, hãy gặp một bác sĩ thứ hai.
- Chọn bác sĩ là điều rất quan trọng. Quí vị hãy để thì giờ hầu có được sự lựa chọn thích đáng.

Khi nào tôi phải gọi bác sĩ hay y tá?

- Khi muốn biết thêm về một bác sĩ.
- Khi muốn đi bác sĩ mới.

Nói Chuyện Với Bác Sĩ Của Quí Vị

Thế nào là nói chuyện với bác sĩ?

Nói chuyện với bác sĩ là muốn những thắc mắc của mình được giải đáp. Điều này cũng có nghĩa là hiểu những vấn đề sức khỏe của mình và biết những điều cần phải làm.

Tôi cần biết những gì?

- Quí vị cần nói chuyện được với bác sĩ (gia đình) của mình để có được chăm sóc đầy đủ về sức khỏe.

- Chuẩn bị sẵn sàng khi đi khám bác sĩ. Bác sĩ là người bận rộn. Quí vị có thể giúp bằng cách chuẩn bị sẵn sàng khi đi khám bệnh.

- Trước khi đi, viết ra các câu hỏi của mình. Đặt những câu quan trọng nhất ở đầu danh sách. Nên hỏi dù câu hỏi có vẻ ngớ ngẩn.

- Sau đây là một số câu quí vị có thể hỏi:

  - Tôi có bị sao không?

  - Có trầm trọng không?

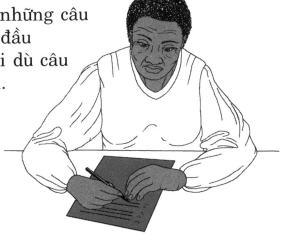

Viết ra các câu hỏi của mình.

40

- Thử nghiệm máu của tôi cho thấy gì?

- Khi nào tôi có thể ngưng uống thuốc trị đau chân?

- Tôi có nên tiếp tục lên xuống cầu thang không?

- Sẵn sàng nói về vấn đề của mình và những điều mình cần. Đừng nói chuyện dông dài với bác sĩ. Dùng ngay **phút đầu tiên** của buổi khám bệnh để nói với bác sĩ về vấn đề của mình.

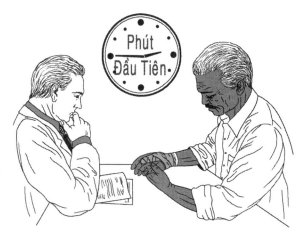

- Sau đây là một số câu bác sĩ có thể hỏi quí vị. Hãy chuẩn bị những câu trả lời đầy đủ nhất.

  - Vấn đề này bắt đầu từ lúc nào?

  - Điều gì khiến tình trạng này nặng hơn?

  - Điều gì khiến tình trạng này khá hơn?

  - Trước đây có bao giờ quí vị bị như thế này chưa?

Tôi có thể làm gì cho chính mình?

- Chuẩn bị sẵn sàng khi đi gặp bác sĩ.
- Xếp đặt thời giờ đến phòng mạch sớm để khỏi bị vội vàng.

- Đi cùng với một người khác. Nên làm như vậy nếu quí vị cảm thấy khó hiểu được những gì bác sĩ nói.

- Mang máy trợ thính, và đeo kính vào. Máy trợ thính và kính giúp quí vị nhìn và hiểu rõ hơn.

- Cố gắng cho ý kiến khi có thể.

- Liệt kê tất cả những thứ thuốc đang uống. Xin xem trang 58 về việc tự lo lắng thuốc men của mình. Liệt kê các thuốc do bác sĩ cho toa. Đồng thời, liệt kê cả những dược thảo và thuốc bổ quí vị mua ngoài tiệm. Mang theo danh sách đó khi đi gặp bác sĩ.

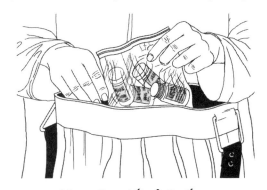

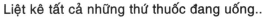

Liệt kê tất cả những thứ thuốc đang uống..

- Để tất cả thuốc men vào một túi và mang theo khi đi gặp bác sĩ.

- Liệt kê danh sách các thứ thuốc quí vị bị dị ứng. Kể ra bất cứ loại thuốc nào làm quí vị bệnh. Nhớ nói với bác sĩ về những thứ thuốc này.

Mang theo tất cả thuốc men.

- Mang theo bút và giấy khi đi khám bệnh. Ghi lại những điều bác sĩ căn dặn phải làm ở nhà.

- Bác sĩ có thể dặn quí vị đổi cách dùng một vài loại thuốc. Xin bác sĩ ghi nhãn hiệu trên chai thuốc chỉ dẫn cách dùng thuốc.

- Hãy nghe bác sĩ nói. Đừng nghĩ rằng quí vị đã hiểu hết về tình trạng của mình.
- Trước khi buổi khám bệnh chấm dứt, cần phải hiểu rõ:
  - Quí vị bị bệnh gì.
  - Bác sĩ chữa trị ra sao.
  - Tại sao bác sĩ chữa như thế.
  - Quí vị sẽ uống những loại thuốc nào và khi nào uống.
  - Khi nào trở lại gặp bác sĩ.
- Quí vị là người có trách nhiệm chăm sóc sức khỏe cho chính mình. Quí vị có thể đi bác sĩ khác để có thêm lời khuyên về bệnh tình của mình. Quí vị cũng có thể đổi bác sĩ.
- Nếu quí vị thuộc Chương Trình Y Tế Quản Trị Medicare và muốn đổi bác sĩ, xin gọi số ghi trên thẻ khám bệnh. Nhân viên sẽ hướng dẫn quí vị cách chọn bác sĩ khác.

Khi nào tôi phải gọi bác sĩ hoặc y tá?

- Khi không chắc về những điều bác sĩ dặn làm.
- Bệnh tình trở nên nặng hơn.
- Bác sĩ yêu cầu quí vị cho biết tình trạng mình thế nào.
- Những gì bác sĩ dặn làm không có hiệu quả.
- Khi muốn biết kết quả thử nghiệm.

Quyết Định Cuối Đời

Thế nào là quyết định cuối đời?

Đây là những chọn lựa của quí vị từ bây giờ về các chăm sóc y tế quí vị muốn có vào giai đoạn cuối đời. Còn được gọi là chỉ thị trước.

Tôi cần biết những gì?

- Quí vị có thể lo liệu về việc chăm sóc sức khỏe cho mình vào lúc cuối đời. Hãy viết ra từ bây giờ những gì quí vị muốn. Nhờ đó, khi quí vị đau yếu quá không còn nói được nữa, người khác vẫn biết quí vị muốn gì.

- Nếu không viết ra những lựa chọn của mình trước đó, bác sĩ phải làm tất cả những gì có thể được để cứu sống quí vị. Họ sẽ làm dù quí vị muốn hay không, trừ khi quí vị viết ra những điều đã chọn.

- Mỗi tiểu bang đều có luật riêng về các quyết định cuối đời. Bệnh viện và nhà an dưỡng có thể cho quí vị biết về luật lệ của tiểu bang quí vị cư ngụ.

- Có nhiều loại giấy tờ pháp lý quí vị có thể dùng để ghi lại những quyết định cuối đời.

Chuẩn bị sẵn giấy tờ pháp lý ghi lại những điều quí vị muốn khi không thể tự mình nói được.

44

- Hãy dùng một trong các loại giấy tờ này.

  Chỉ Thị Trước về Chăm Sóc Sức Khỏe, hay Giấy Ủy Nhiệm Dài Hạn về Chăm Sóc Sức Khỏe (Advance Health Care Directive or Durable Power of Attorney for Health Care)

  - Dùng giấy tờ này để chọn người quí vị tín nhiệm trong việc chọn lựa giúp mình. Người ấy sẽ làm công việc này khi quí vị quá đau yếu không thể nói được.

  Di Chúc

  - Dùng giấy tờ này để nói về những chăm sóc quí vị muốn hoặc không muốn nếu không còn hy vọng khỏi bệnh.

  Chỉ Thị Cho Bác Sĩ

  - Viết trên giấy tờ này về sự chăm sóc y tế quí vị muốn. Giấy tờ này dùng trong trường hợp quí vị quá đau yếu không thể nói được.

  - Giấy tờ này cũng nói về sự chăm sóc quí vị muốn hoặc không muốn khi sắp chết.

- Quí vị có thể xin những giấy tờ pháp lý trên đây tại các nơi sau:

  - Văn phòng bác sĩ gia đình

  - Bệnh viện

  - Nhà an dưỡng

  - Tiệm bán dụng cụ văn phòng, hoặc tiệm sách

  - Nhu liệu điện toán

  - Văn phòng cung cấp dịch vụ cho người cao niên

- Quí vị có thể đổi ý sau khi đã viết xuống những chọn lựa trên.

- Bác sĩ phải tuân theo các chọn lựa quí vị đã ghi xuống trên giấy tờ pháp lý.

- Giấy tờ pháp lý phải được:

  - Quí vị ký tên.

  - Một người làm chứng cho quí vị ký cũng ký tên. Người này gọi là nhân chứng.

  - Ghi ngày tháng.

- Dùng đúng loại giấy tờ pháp lý để lựa chọn của mình được thi hành.

Tôi có thể làm gì cho chính mình?

- Nghĩ về những điều gì quí vị muốn được thực hiện vào giây phút cuối đời.

  - Nếu không ăn được, quí vị có muốn chuyền thực phẩm qua ống không?

  - Nếu tim ngừng đập hoặc ngừng thở, quí vị có muốn người khác ấn ngực, và hà hơi vào miệng để cứu sống không? Phương pháp này gọi là cấp cứu hồi sinh (CPR).

  - Quí vị có muốn dùng máy giúp thở không?

  - Nếu quí vị không di chuyển được (bị liệt) và không tự chăm sóc được thì sao?

  - Quí vị có muốn chuyền dung dịch vào người qua kim cắm vào cánh tay không?

- Những chọn lựa này có thể khó khăn. Những người sau đây có thể giúp quí vị:

  - Bác sĩ

  - Y tá

  - Nhân viên xã hội

  - Lãnh đạo tinh thần

  - Người tư vấn thâm niên

- Viết những chọn lựa của quí vị thành một hoặc nhiều văn bản pháp lý được nhắc tới ở trang 45. Hãy làm việc này khi còn suy nghĩ sáng suốt và tự lựa chọn cho mình được.

- Nói rõ về cách chăm sóc quí vị muốn.

- Giấy tờ pháp lý có thể khó hiểu. Nếu cần giúp đỡ, quí vị có thể đến phòng xã hội tại bệnh viện địa phương. Quí vị cũng có thể xin trung tâm cao niên địa phương giúp đỡ.

- Một số người rất khó bàn định về giây phút cuối đời. Quí vị có thể xin các cơ quan sau đây giúp đỡ khi nói chuyện với gia đình:

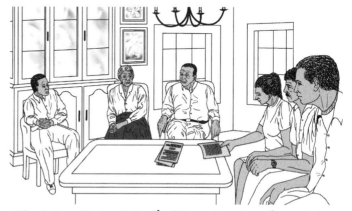

Bàn luận với gia đình về những chọn lựa của quí vị.

  - Phòng xã hội tại bệnh viện địa phương.

- ▪ Nơi đi lễ.

- ▪ Trung tâm cao niên địa phương.

- Nếu quí vị chọn người quyết định thay cho mình, sau đây là một số điều quí vị nên làm:

    - ▪ Dành thời giờ làm việc với người này.

    - ▪ Nói về những điều quan trọng đối với mình.

    - ▪ Cho họ biết nhiều lần về những điều quí vị chọn lựa.

- Cất giữ giấy tờ pháp lý về các quyết định cuối đời trong hồ sơ bệnh lý của quí vị.

- Cất tất cả những giấy tờ pháp lý vào một nơi an toàn. Cho người khác biết giấy tờ này cất chỗ nào.

- Nếu quí vị gọi số cấp cứu 911, cho người đi lấy các giấy tờ pháp lý ấy. Nên mang theo đến phòng cấp cứu.

Khi nào tôi phải gọi bác sĩ hoặc y tá?

- Cần được giúp đỡ khi quyết định về những quyết định cuối đời.

- Khi muốn đưa cho văn phòng bác sĩ gia đình một bản sao giấy tờ pháp lý về những quyết định cuối đời.

Khám Sức Khỏe Tổng Quát

Thế nào là khám sức khỏe tổng quát?

Khám sức khỏe tổng quát là đi khám bác sĩ khi không đau ốm. Việc khám này là để xem xét sức khỏe và sớm tìm ra bất cứ bệnh trạng nào. Khám sức khỏe tổng quát còn được gọi là khám sức khỏe thường niên.

Tôi cần biết những gì?

- Cần đến bác sĩ gia đình để khám sức khỏe một năm một lần. Lý do của việc khám là để tìm ra các bệnh tật mình chưa biết. Nhiều bệnh có thể chữa bớt hay chữa khỏi nếu tìm ra sớm.

- Khám sức khỏe tổng quát là cơ hội tốt để quí vị và bác sĩ:

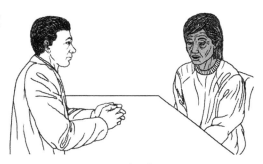

Nói cho bác sĩ biết về tình hình sức khỏe của quí vị.

  - Xem lại tất cả các thứ thuốc quí vị đang uống.

  - Nói về các bệnh mới quí vị có thể bị.

  - Trả lời các thắc mắc của quí vị.

  - Xem lại những thay đổi trong đời sống quí vị kể từ lần khám trước.

Khám Sức Khỏe Tổng Quát

- Có bốn phần trong buổi khám sức khỏe tổng quát:

Quá trình sức khỏe và gia đình

- Đây là hồ sơ ghi lại tất cả những vấn đề sức khỏe và chữa trị từ trước đến giờ. Việc này được thực hiện lần đầu tiên quí vị đi bác sĩ mới. Hồ sơ này giúp bác sĩ biết quí vị.

- Bác sĩ sẽ hỏi về:
  - Bệnh tim, ung thư, tiểu đường, và các bệnh tật lúc nhỏ.
  - Các bệnh tật của cha mẹ, ông bà, và thân nhân trong gia đình.
  - Thói quen ăn uống.
  - Thói quen hút thuốc.
  - Quí vị có thể tự săn sóc cho mình hay không, chẳng hạn như tắm rửa và mặc quần áo.
  - Tất cả các thứ thuốc quí vị uống.

Lấy số đo cơ thể và khám

- Bác sĩ hoặc y tá sẽ:
  - Đo chiều cao.
  - Đo cân nặng.
  - Đo thân nhiệt.
  - Đo áp huyết.
  - Đo mạch (nhịp tim).

- Hỏi xem quí vị cân nặng bao nhiêu, nhịp tim và áp huyết thế nào. Hãy ghi lại. Theo dõi các số đo này. Hỏi bác sĩ về ý nghĩa khi các số đo này thay đổi.

- Bác sĩ hay y tá sẽ:
  - Khám mắt, tai, mũi và miệng quí vị.
  - Quan sát da.
  - Thọc và ấn vào bụng và các vị trí khác trên thân thể quí vị để xem có chỗ nào đau không.
  - Sờ và ấn trên các phần cơ thể để tìm bướu.
  - Nghe tim, phổi và các bộ phận khác.
  - Nhìn quí vị đứng lên khỏi ghế và bước đi.
  - Đeo bao tay cao su khám bên trong ruột già của quí vị.

  Riêng với phụ nữ:
  - Khám ngực – để tìm bướu. Bác sĩ hoặc y tá dùng tay ép nhũ hoa quí vị trong khi quí vị nằm.
  - Khám phụ khoa – khám xem có vấn đề gì trong bộ phận sinh dục của quí vị hay không. Bác sĩ hoặc y tá khám bụng dưới và bên trong âm hộ của quí vị.
  - Khám tế bào cổ tử cung – Bác sĩ hoặc y tá thọc vào âm hộ và lấy các tế bào gần tử cung. Các tế bào này được gửi đến phòng thử nghiệm để tìm xem có ung thư cổ tử cung không.
  - Chụp quang tuyến nhũ hoa – Chụp quang tuyến nhũ hoa để tìm chỗ ung thư quá nhỏ sờ không thấy được.

Riêng cho nam giới:

◆ Khám nhiếp hộ tuyến – để xem kích thước nhiếp hộ tuyến và tìm bướu. Bác sĩ hoặc y tá lấy ngón tay khám bên trong đáy ruột già.

Thử nghiệm

▪ Bác sĩ hay y tá có thể cho thử nghiệm máu và nước tiểu của quí vị. Một số thử nghiệm có tính cách thường lệ. Một số thử nghiệm khác để tìm các vấn đề đặc biệt:

◆ Mắt – Bác sĩ soi đèn vào mắt. Quí vị đọc chữ hoặc số.

◆ Thính giác – Quí vị đeo ống nghe vào tai lắng nghe âm thanh.

◆ Thử phân – Quí vị để một ít phân (phân cứng) trên tấm bìa cứng để thử xem có máu trong phân hay không.

◆ Soi ruột già – Bác sĩ luồn một ống nhỏ có bóng đèn sáng vào trong ruột già của quí vị để khám đáy ruột già và phần ruột dưới của quí vị.

◆ Soi ruột dưới – Bác sĩ luồn một ống nhỏ có bóng đèn sáng vào trong ruột già của quí vị để khám bên trong ruột dưới của quí vị. Với thử nghiệm này, bác sĩ xem được hầu hết phần ruột dưới. Bác sĩ có thể cắt bỏ đi bướu mọc bất thường.

◆ Mỡ trong máu – Thử nghiệm mỡ trong máu. Tổng số mỡ cần ở dưới mức 200.

⬧ Đường trong máu – Thử nghiệm lượng đường trong máu của quí vị. Quá nhiều đường trong máu là bệnh tiểu đường. Mức đường trong máu phải dưới 126.

Lời khuyên

▪ Khám xong, bác sĩ hay y tá có thể:

  ⬧ Cho thử nghiệm thêm.

  ⬧ Thay đổi cách uống thuốc hoặc cho thuốc mới.

  ⬧ Dặn quí vị phải ăn hay không ăn thực phẩm nào, cách tập thể dục, và nhiều điều khác.

  ⬧ Dặn quí vị ngưng hút thuốc.

Tôi có thể làm gì cho chính mình?

● Đi bác sĩ mỗi năm một lần để khám sức khỏe tổng quát.

● Đeo máy trợ thính, kính, và răng giả tới phòng mạch.

● Đem theo gậy chống hoặc dụng cụ chống để bước đi.

● Mang theo tất cả các thứ thuốc đang uống, kể cả thuốc mua không cần toa bác sĩ, như thuốc giảm đau và thuốc bổ.

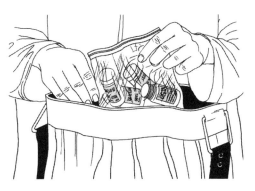

Mang theo thuốc men.

- Nên thành thật. Nói cho bác sĩ biết tất cả những vấn đề.

- Ghi xuống các câu hỏi trước khi đi khám sức khỏe. Mang theo danh sách câu hỏi. Đừng mắc cở mà không dám hỏi về tình dục, về són nước tiểu, và các vấn đề cá nhân khác.

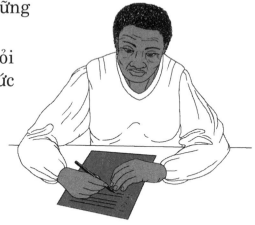

Ghi xuống các câu hỏi.

- Yêu cầu bác sĩ hay y tá cắt nghĩa những chữ quí vị không hiểu.

- Ghi xuống số đo áp huyết, nhịp tim, và cân nặng. Giữ giấy tờ về các số đo này và các vấn đề sức khỏe. Mang theo mỗi khi đi khám bác sĩ.

Khi nào tôi phải gọi bác sĩ hoặc y tá?

- Lấy hẹn khám sức khỏe tổng quát.

- Hỏi về kết quả thử nghiệm.

- Biết xem mình có cần thêm thử nghiệm không.

- Để được giải đáp thắc mắc hoặc được giúp đỡ về những điều không hiểu.

Chích Ngừa

Thế nào là chích ngừa?

Là những mũi chích giúp quí vị không bị các bệnh nặng, như:

- Cúm.
- Phong đòn gánh (cứng hàm) và bạch hầu.
- Sưng phổi.

Tôi cần biết những gì?

- Chích ngừa có thể giúp quí vị luôn khỏe mạnh.
- Các mũi chích rất an toàn, không làm quí vị đau ốm.
- Quí vị có thể bị đau cánh tay hoặc sốt nhẹ sau khi chích.
- Chương trình Medicare Phần B trả lệ phí chích ngừa cúm và sưng phổi.
- Quí vị không thể chích ngừa nếu dị ứng với trứng và lông gà. Quí vị ăn được trứng mà không ngã bịnh chứ? Nếu vậy quí vị không bị dị ứng với trứng.
- Quí vị có thể chích ngừa tại phòng mạch bác sĩ gia đình. Một số trung tâm cao niên có chích ngừa cúm.

Tôi có thể làm gì cho chính mình?

- Đi chích ngừa hằng năm. Chích ngừa trước trung tuần tháng Mười Một.

- Chích thêm một mũi ngừa phong đòn gánh mỗi 10 năm một lần.

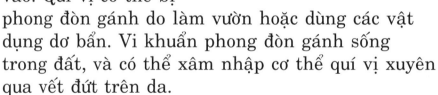

- Chích thêm mũi ngừa phong đòn gánh bất cứ khi nào có vết đứt do đồ vật dơ bẩn cắt vào. Quí vị có thể bị phong đòn gánh do làm vườn hoặc dùng các vật dụng dơ bẩn. Vi khuẩn phong đòn gánh sống trong đất, và có thể xâm nhập cơ thể quí vị xuyên qua vết đứt trên da.

- Uống thuốc Tylenol nếu sốt hoặc cánh tay đau sau khi chích ngừa.

- Giữ hồ sơ các lần chích ngừa. (Xem biểu đồ trang 57.)

Khi nào tôi phải gọi bác sĩ hoặc y tá?

- Cánh tay bị đỏ ửng sau khi chích.

- Quí vị không biết cần chích ngừa loại nào.

Chích Ngừa

Chích ngừa	Bao lâu một lần	Đừng quên
Cúm	Mỗi năm	Chích ngừa trước trung tuần tháng Mười Một
Sưng phổi	Một lần suốt đời	Bác sĩ có thể chích thêm mũi thứ hai.
Phong đòn gánh và bạch hầu	Mỗi mười năm	Cũng phải chích nếu bị vết cắt dơ bẩn.

Biết Rõ Thuốc Men Của Mình

Thế nào là biết rõ thuốc men của mình?

Nghĩa là biết các loại thuốc của mình và uống đúng thuốc đúng liều lượng.

Tôi cần biết những gì?

- Nhiều người uống thuốc không đúng cách. Họ uống quá nhiều hoặc quá ít. Họ không khỏi bệnh vì thuốc.

- Có 2 loại thuốc: Thuốc mua theo toa bác sĩ và thuốc mua không cần toa bác sĩ.

- Thuốc mua theo toa bác sĩ là thuốc do bác sĩ viết toa cho mua.

  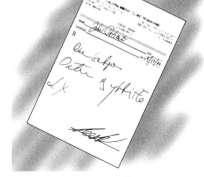

  Toa thuốc.

  - Quí vị đưa toa này đến tiệm thuốc tây mua thuốc. Dược sĩ ghi trên chai thuốc cách sử dụng thuốc.

  - Cần phải biết cách uống thuốc ra sao trước khi ra khỏi tiệm thuốc tây. Hỏi dược sĩ bất cứ câu hỏi nào nếu chưa chắc chắn.

  - Uống thuốc theo lời dặn trên nhãn thuốc.

  - Gọi bác sĩ nếu thuốc làm quí vị bệnh. Đừng ngưng uống thuốc nếu bác sĩ không dặn.

58

- Thuốc mua tự do tại quầy, gọi tắt là OTC (Over the Counter) là thuốc mua không cần toa bác sĩ.

  - Cho bác sĩ biết về tất cả các loại thuốc OTC mà quí vị dùng. Có nhiều loại thuốc OTC không hợp lắm với thuốc mua theo toa bác sĩ. Chúng có thể biến đổi hiệu quả của thuốc bác sĩ cho toa.

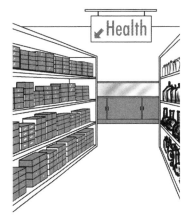

Thuốc mua tự do OTC là thuốc mua không cần toa bác sĩ.

  - Có nhiều loại thuốc mua không cần toa bác sĩ như:

    - Thuốc bổ và khoáng chất
    - Thuốc cảm
    - Thuốc trị đau
    - Kích thích tố (Hormone)
    - Thuốc nhuận trường
    - Thuốc ngủ
    - Các loại dược thảo

- Thuốc được bán dưới nhiều dạng như:

  - Thuốc nước
  - Thuốc viên

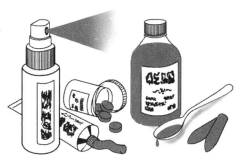

- Thuốc nhét hậu môn (dạng cứng, có sáp, hình thù giống như viên đạn)
  - Cao dán da
  - Thuốc mỡ
  - Thuốc và kem thoa
  - Thuốc xịt
  - Thuốc bơm (Bơm thuốc ra rồi hít vào)
- Đa số các loại thuốc đều có tên hiệu riêng và một tên tương đương. Sau đây là 2 thí dụ:
  - Tên hiệu riêng: Bayer
  - Tên tương đương: aspirin
  - Tên hiệu riêng: Tylenol
  - Tên tương đương: acetaminophen
- Loại thuốc tương đương thường không đắt bằng thuốc có tên hiệu hiệu riêng vậy. Khi mang toa đi mua thuốc, hãy hỏi xem có thể mua thuốc tương đương không. Không phải tất cả mọi thứ thuốc đều có loại tương đương.
- Thuốc có thể có phản ứng phụ. Phản ứng phụ là những điều do thuốc gây ra cùng lúc với việc trị bệnh. Sau đây là một số phản ứng phụ:
  - Khó chịu trong dạ dầy
  - Buồn ngủ
  - Không suy nghĩ sáng suốt được
  - Chóng mặt
  - Táo bón
  - Da nổi sần
  - Nhịp tim đập nhanh
  - Phân lỏng

- Dược sĩ có thể cho quí vị biết về các phản ứng phụ có thể xảy ra do thuốc. Không phải ai cũng bị phản ứng phụ. Thuốc men tác dụng nhiều cách khác nhau tùy theo từng người.

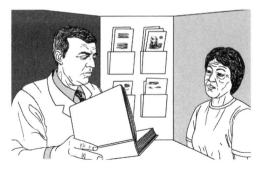

Hỏi bác sĩ về phản ứng phụ của thuốc.

- Một số người dị ứng với loại thuốc nào đó. Dị ứng thuốc khác với phản ứng phụ.

- Dị ứng nghĩa là thuốc làm cho quí vị rất khó chịu. Quí vị có thể chết nếu uống phải loại thuốc mình bị dị ứng.

- Sau đây là một vài dấu hiệu dị ứng thuốc:
    - Môi, lưỡi, và mặt sưng lên (to lên)
    - Khó thở
    - Nổi sần khắp thân thể. Vết sần có thể ngứa.

Dị ứng thuốc có thể trở thành trường hợp cấp cứu. Ngưng dùng thuốc. Gọi 911 hoặc đi tới Phòng Cấp Cứu gần nhất nếu cảm thấy khó thở.

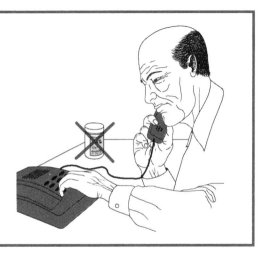

- Quí vị có thể đeo một cái vòng nơi cổ tay cho người khác biết về chứng dị ứng của mình. Vòng này gọi là "vòng báo động y tế". Gọi số 1-888-904-7630 để biết thêm về loại vòng báo động y tế này.

- Tốt nhất là mua tất cả mọi toa thuốc tại cùng một tiệm thuốc tây. Máy điện toán ở đó sẽ có danh sách tất cả mọi thứ thuốc quí vị dùng. Danh sách này sẽ cho dược sĩ biết thuốc mới của quí vị có hợp với các thứ thuốc quí vị đang uống không.

- Máy điện toán cũng sẽ có hồ sơ các chứng dị ứng của quí vị. Máy sẽ cho dược sĩ biết quí vị có dị ứng với một thứ thuốc nào không.

- Quí vị có thể nghe nói ở những quốc gia khác giá thuốc rẻ hơn. Tốt nhất **đừng** mua thuốc ở bên ngoài quốc gia nơi quí vị sinh sống. Thuốc chế tạo ở những quốc gia này có thể không giống thuốc chế tạo nơi quí vị đang ở. Hiệu quả thuốc có thể không giống nhau.

- Khi bác sĩ cho uống một thứ thuốc mới:
  - Hãy hỏi xem quí vị có thể dùng thử thuốc mẫu không. Quí vị sẽ biết công dụng của thuốc mới này ra sao trước khi mua một số lượng lớn.

  - Nếu không có thuốc mẫu, nói với dược sĩ bán cho lượng thuốc đủ uống cho một tuần.

  - Xem thử mình đã có thứ thuốc đó chưa.

- Cách học hỏi tốt nhất về thuốc men là nêu thắc mắc. Sau đây là những điều cần hỏi:

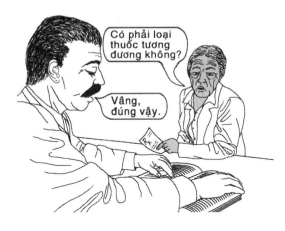

  - Tên thuốc là gì?

  - Thuốc này có dạng tương đương (generic) không?

  - Thuốc sẽ có ích gì cho tôi?

  - Khi nào tôi phải uống thuốc này?

  - Uống thuốc này trong bao lâu?

  - Thuốc có phản ứng phụ nào?

  - Tôi có cần thử nghiệm gì khi uống thuốc này không?

  - Có thể cho tôi tài liệu để đọc thêm về thứ thuốc này không?

  - Tôi phải làm gì nếu quên uống thuốc?

  - Loại thực phẩm nào tôi không nên ăn trong khi dùng thuốc này?

  - Điều gì tôi không nên làm trong khi dùng thuốc này?

  - Tôi có thể lái xe sau khi uống thuốc không?

- Đôi khi quí vị có thể mua thêm thuốc bán theo toa mà không cần gặp bác sĩ. Việc này gọi là "Refill" (Mua thêm thuốc theo toa cũ). Nhãn thuốc dán bên ngoài sẽ cho biết quí vị có thể 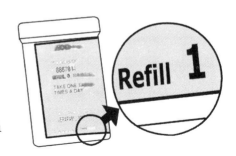 mua thêm thuốc theo toa cũ bao nhiêu lần.

- Hỏi dược sĩ xem thuốc này có thể mua thêm được không?

- Điện thoại cho tiệm thuốc 5 ngày trước khi ra mua thêm thuốc theo toa cũ. Nếu gặp ngày lễ trong tuần hoặc cuối tuần (long weekend), cần gọi trước đó vài ngày.

- Xin nhân viên tiệm thuốc nhắc nhở quí vị theo dõi việc mua thêm thuốc theo toa cũ.

- Điện thoại cho bác sĩ trước khi dùng hết thuốc mua thêm theo toa cũ.

- Trước khi mua thuốc OTC (thuốc mua không cần toa bác sĩ):

  - Xem thử mình đã có thuốc đó chưa.

  - Hỏi bác sĩ xem uống thuốc OTC này có được không. Luôn luôn phải hỏi nếu đang uống thuốc mua theo toa bác sĩ.

  - Hỏi dược sĩ xem phải uống bao nhiêu. Quí vị có thể không cần phải uống nhiều như những người ít tuổi.

- ■ Nói với bác sĩ hoặc y tá nếu thuốc không công hiệu sau khi đã dùng được một tuần.

- Sau đây là những điều cần để ý khi mua thuốc OTC, thuốc mua không cần toa bác sĩ:

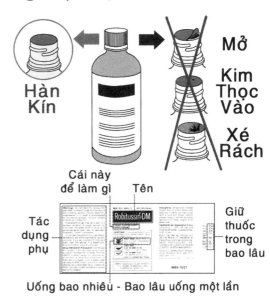

Hàn Kín

Mở

Kim Thọc Vào

Xé Rách

Cái này để làm gì   Tên

Tác dụng phụ

Giữ thuốc trong bao lâu

Uống bao nhiêu - Bao lâu uống một lần

  - ■ Hộp thuốc đã bị mở ra chưa? Nếu mở rồi, đừng mua.

  - ■ Tên thuốc là gì?

  - ■ Thuốc chữa bệnh gì?

  - ■ Cần uống bao nhiêu?

  - ■ Bao lâu uống một lần?

  - ■ Phản ứng phụ thế nào?

  - ■ Giữ thuốc được trong bao lâu?

- Hỏi dược sĩ về các loại thuốc mua không cần toa bác sĩ.

- Làm theo lời chỉ dẫn và lời báo trước đi kèm với các thứ thuốc mua không cần toa bác sĩ.

- Nếu uống thuốc thuộc loại chống acid (antacid), phải chờ ít nhất 2 giờ đồng hồ sau khi đã uống thuốc mua không cần toa bác sĩ hoặc các loại thuốc khác.

Tôi có thể làm gì cho chính mình?

- Biết rõ về thuốc men của mình. Nghĩa là:
  - Biết lý do dùng mỗi loại thuốc.
  - Biết cách dùng.
  - Dùng thuốc ngay.
  - Liệng bỏ thuốc cũ.
- Làm một danh sách tất cả các loại thuốc quí vị đang dùng. Xem bảng trang 69. Viết ra:
  - Tên thuốc.
  - Tại sao dùng thuốc.
  - Mầu thuốc.
  - Dùng bao nhiêu.
  - Khi nào cần dùng.
- Mang danh sách thuốc trong bóp hoặc sổ tay nhét túi.
- Mua tất cả các thứ thuốc của mình tại cùng một tiệm thuốc tây. Chọn nơi gần nhà nhất. Nên tìm một tiệm thuốc nhận giao đến nhà và phục vụ 24 tiếng một ngày.
- So sánh giá thuốc. Hỏi giá bớt cho người cao niên.
- Cần biết nhân viên tiệm thuốc. Hỏi xem họ có:
  - Dùng các loại nắp dễ mở hay không?
  - Dùng chai lớn dễ cầm hay không?
  - In chữ lớn trên nhãn hiệu ngoài chai hay không?
  - Đựng thuốc trong chai khác mầu nhau giúp quí vị biết từng thứ thuốc không?

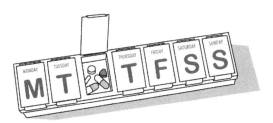

- Bỏ các loại thuốc mỗi ngày cần uống vào hộp đựng thuốc để khỏi quên.

- Gọi nhắc nhở khi quí vị sắp phải mua thêm thuốc theo toa cũ không? Yêu cầu họ gọi cho quí vị khi thuốc đã sẵn sàng.

- Khi uống thuốc mua theo toa bác sĩ để trị bệnh, trị nhiễm trùng, hoặc một vấn đề sức khỏe nào đó:

  - Nhớ tiếp tục dùng thuốc cho đến khi bác sĩ nói ngưng.

  - Đừng ngưng dùng thuốc vì cảm thấy khỏe hơn. Quí vị cảm thấy khỏe hơn vì thuốc đang hiệu nghiệm.

  - Đừng ngưng dùng thuốc vì nghĩ rằng thuốc không công hiệu. Một vài loại thuốc phải uống nhiều tuần lễ trước khi công hiệu.

  - Nói với bác sĩ trước khi ngưng dùng thuốc.

  - Nói với bác sĩ bất cứ vấn đề nào về thuốc đang uống. Bác sĩ có thể cho quí vị biết:

    - Tiếp tục uống thuốc.

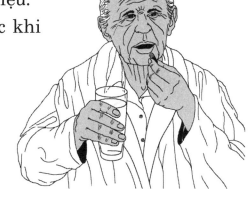

Gọi bác sĩ nếu gặp khó khăn khi dùng thuốc.

> - Phải làm gì khi có phản ứng phụ.
> - Uống thuốc ít hơn.
> - Cứ để có phản ứng phụ, không nguy hiểm gì.
> - Thay đổi giờ giấc uống thuốc.
> - Đổi sang thuốc khác.

- Nếu trong nhà có trẻ em, phải cất thuốc ngoài tầm tay các cháu.

- Giữ thuốc trong chai nguyên thủy.

- Cất thuốc ở nơi khô, mát. Giữ thuốc xa hơi nóng và ánh sáng chói.

- Viết trên chai thuốc lý do quí vị uống thuốc.

- Giữ danh sách những thứ thuốc quí vị bị dị ứng. Nói với tất cả bác sĩ về các chứng dị ứng của mình. Danh sách này phải được ghi lại trong hồ sơ bệnh lý của quí vị.

- Khi có thuốc mới, cần xem thuốc này có chất gì gây dị ứng cho quí vị không? Hỏi bác sĩ hoặc dược sĩ về việc này.

- Cứ 6 tháng một lần, xem lại các thứ thuốc của mình. Liệng bỏ những loại thuốc không còn dùng đến nữa. Bỏ thuốc vào bồn cầu, giật nước cho trôi, và liệng bỏ chai thuốc.

- Xin dược sĩ một thứ gì để đựng kim và ống chích đã dùng rồi.

- Đừng đưa bất cứ loại thuốc nào của mình cho bạn bè hoặc người thân trong gia đình.

Sao lại trang này. Dùng bản sao liệt kê các thứ thuốc quí vị đang dùng.

Danh Sách Thuốc

Thuốc mua theo toa bác sĩ:

Thuốc	Lý do dùng	Mầu	Bao nhiêu	Khi nào
(Thí dụ) Cipro 250 mg	Để chữa chứng nhiễm trùng của tôi	Đỏ	1 viên, 4 lần một ngày	9 giờ sáng, 1 giờ chiều, 5 giờ chiều, 9 giờ tối

Thuốc mua không cần toa bác sĩ (OTC).

(Đánh dấu vào ô tên thuốc đang dùng)

❏ Thuốc nhuận trường

❏ Thuốc chống acid (Antacids)

❏ Thuốc bổ

❏ Thuốc cảm

❏ Thuốc ho

❏ Thuốc Aspirin/thuốc đau nhức khác

❏ Thuốc ngủ

❏ Thuốc dị ứng

❏ Dược thảo

Các loại thuốc khác (kể tên)

❏ _____

❏ _____

❏ _____

❏ _____

- Đừng uống thuốc của bất cứ ai khác.
- Đừng trộn lẫn tất cả mọi thứ thuốc của mình vào cùng một chai.
- Đừng giữ lại thuốc uống còn dư trừ khi bác sĩ căn dặn.
- Đặt chương trình để việc uống thuốc dễ dàng hơn.
  - Nếu uống 2 thứ thuốc một lần trong ngày, thì uống cùng lúc với nhau.
  - Uống cùng một giờ mỗi ngày.
  - Làm biểu đồ về các thứ thuốc đang uống.
  - Giữ biểu đồ thuốc ở một nơi dễ lấy. Dùng biểu đồ này mỗi ngày. Cho gia đình và bạn bè biết về biểu đồ này. Nhớ mang theo khi đi du lịch.

Biểu đồ thuốc

Gạch bỏ giờ giấc sau khi uống thuốc.

Thuốc	T. Hai	T. Ba	T. Tư	T. Năm	T. Sáu	T. Bảy	Chủ Nhật
Lasix	~~6 am~~	6 am	6 am	6 am	6 am	6 am	6 am
Trắng	~~2 pm~~	2 pm	2 pm	2 pm	2 pm	2 pm	2 pm
Capoten	~~6 am~~	6 am	6 am	6 am	6 am	6 am	7 am
Trắng	~~11 am~~	11 am	11 am	11 am	11 am	11 am	11 am
Trước bữa ăn	5 pm	5 pm	5 pm	5 pm	5 pm	5 pm	5 pm

Biết Rõ Thuốc Men Của Mình

- Xin dược sĩ cho hộp đựng thuốc viên. Nhờ đó quí vị có thể hoạch định thuốc men mỗi ngày. 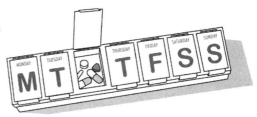 Nếu cần giúp đỡ để bỏ thuốc vào hộp, hãy nhờ gia đình và bạn bè giúp.

- Dùng đồng hồ báo thức nhắc nhở dùng thuốc.

- Hỏi bác sĩ xem phải làm gì nếu quên uống một liều thuốc. Bác sĩ có thể nói quí vị:

  - Bỏ liều thuốc đó và uống sang liều kế tiếp.

    HOẶC:

  - Uống 2 liều trong lần kế tiếp.

    HOẶC:

  - Uống liều thuốc đó ngay.

- Nói với bác sĩ hoặc y tá nếu quí vị luôn luôn quên uống thuốc.

- Rửa tay trước khi uống thuốc.

- Khi uống thuốc:

  - Luôn luôn nhìn nhãn chai thuốc trước khi uống. Bật đèn lên để xem cho rõ.

  - Dùng kính khuếch đại đọc nhãn thuốc cho dễ.

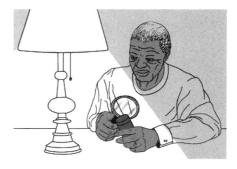

Đọc nhãn thuốc mỗi khi uống thuốc.

- ▪ Đọc tên thuốc trên nhãn thuốc.

- ▪ Thuốc này có đúng màu đúng dạng hay không?

- ▪ Uống thuốc với một ly nước đầy.

- ▪ Đứng hoặc ngồi khi uống thuốc. Đừng nằm.

- ▪ Đừng uống rượu cùng với thuốc.

- ▪ Đừng uống thuốc trong bóng tối. Dễ bị lầm lẫn. Bật đèn lên đọc nhãn thuốc.

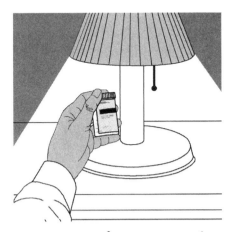

Bật đèn lên để đọc nhãn thuốc.

- • Nếu nuốt thuốc khó khăn, hỏi bác sĩ nên làm gì. Đừng nghiền, bẻ, hoặc mở viên thuốc ra, trừ khi bác sĩ cho phép.

- • Xin dược sĩ vật dụng đo thuốc nước? Đừng dùng muỗng làm bếp.

- • Khi đi du lịch:

  - ▪ Mang quyển sách này theo.

  - ▪ Mang danh sách thuốc theo.

  - ▪ Mang nhiều hơn số thuốc cần dùng.

  - ▪ Đừng trộn lẫn tất cả mọi thứ thuốc vào một chai.

- Khi đi máy bay, giữ thuốc trong xách tay mang theo mình.

- Đừng bao giờ để thuốc trong xe hơi.

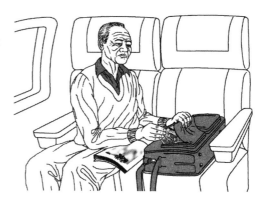

Mang thuốc đựng trong túi xách tay.

- Đừng ngưng uống thuốc khi đi du lịch.

Khi nào tôi phải gọi bác sĩ hoặc y tá?

- Khi quí vị uống thuốc khó khăn.
- Thuốc làm cho quí vị bệnh.
- Quí vị nghĩ rằng thuốc làm cho mình:
  - Lảo đảo.
  - Quên công việc.
  - Lúc nào cũng buồn.
  - Rất mệt mỏi.
- Quí vị nghĩ rằng thuốc không công hiệu.

Bảo Hiểm Y Tế
Cho Người Cao Niên

3

Ghi Chú

_____

_____

_____

_____

_____

_____

_____

_____

_____

_____

_____

_____

_____

_____

Bảo Hiểm Y Tế Medicare

Medicare là gì?

Medicare là chương trình bảo hiểm y tế dành cho người cao niên. Chương trình này do chính phủ Hoa Kỳ điều hành.

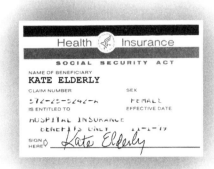

Thẻ Medicare.

Tôi cần biết gì?

- Medicare không phải là miễn phí. Chương trình này không chi trả tất cả mọi dịch vụ y tế.

- Người lãnh tiền an sinh xã hội được hưởng Medicare, bắt đầu từ ngày đầu tiên của tháng sinh nhật thứ 65.

- Người không lãnh tiền an sinh xã hội cần làm đơn xin Medicare. Họ có thể nộp đơn tại văn phòng An Sinh Xã Hội địa phương.

- Có 2 chương trình Medicare:
  - Medicare (xem ở dưới)
  - Chương Trình Y Tế Quản Trị Medicare (xem trang 88)

- Chương trình lâu đời nhất là Medicare, cũng còn được gọi là chương trình trả tiền mỗi lần khám bệnh. Sau đây là cách thức hoạt động của chương trình:

- Quí vị có thể đi bất cứ bác sĩ, bệnh viện, hoặc nhà cung cấp dịch vụ y tế nào bằng lòng nhận bệnh nhân Medicare.

- Hỏi nhà cung cấp dịch vụ y tế xem họ có nhận bệnh nhân Medicare hay không. Nghĩa là nhà cung cấp dịch vụ y tế có đồng ý nhận chi phí do Medicare trả hay không. Được như vậy thì quí vị có thể tiết kiệm khá nhiều tiền.

- Nhà cung cấp dịch vụ y tế không nhận Medicare có thể yêu cầu quí vị trả hết số tiền khám bệnh. Sau đó, quí vị sẽ gửi hóa đơn cho Medicare.

- Medicare có khoản khấu trừ, nghĩa là khoản tiền quí vị phải trả trước khi Medicare bắt đầu trả.

- Sau khi quí vị đã trả phần mình, Medicare sẽ trả phần của họ.

- Sau khi Medicare trả rồi, quí vị phải trả một phần nữa, gọi là đồng-bảo-hiểm. Quí vị trả theo phần trăm số tiền bác sĩ tính với Medicare.

- Trợ cấp y tế Medicare thay đổi. Trợ cấp y tế nghĩa là:

  - Những gì Medicare chi trả.
  - Medicare chi trả bao nhiêu.
  - Quí vị phải trả bao nhiêu.

- Quí vị có thể nhận tin tức cập nhật hóa về trợ cấp y tế Medicare ở nhiều nơi:

  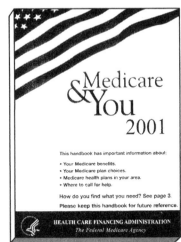

  - Đọc cuốn cẩm nang tên <u>Medicare & You</u> (<u>Medicare và Quí vị</u>)

  - Gọi Medicare (1-800-633-4227) để tìm hiểu thêm về Medicare hoặc xin cẩm nang <u>Medicare & You</u>.

  - Thư viện địa phương hoặc trung tâm cao niên có thể giúp quí vị được.

  - Gọi văn phòng An Sinh Xã Hội (Social Security) địa phương. Số điện thoại nằm ở đầu cuốn danh mục điện thoại.

  - Văn phòng bác sĩ gia đình hoặc bệnh viện cũng có thể trả lời một số câu hỏi.

- Medicare chi trả các dịch vụ y tế cho đa số người cao niên. Nhưng nếu quí vị hay người phối ngẫu (vợ/chồng) còn đi làm, và có bảo hiểm sức khỏe, hãng bảo hiểm đó phải chi trả trước. Medicare trả tiền sau, và trả bất cứ chi phí nào hãng bảo hiểm thứ nhất chưa trả.

- Medicare có 2 phần: Phần A và Phần B

Medicare Phần A Là Gì?

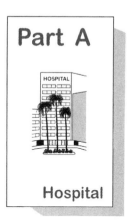

- Phần A là chăm sóc tại bệnh viện. Phần này chi trả các dịch vụ tại bệnh viện, các cơ sở an dưỡng chuyên nghiệp, nuôi bệnh tại nhà, nơi chăm sóc người bệnh nặng ở giai đoạn cuối cùng.

- Phần A được cung cấp miễn phí nếu quí vị hoặc người phối ngẫu đã đóng thuế Medicare khi đi làm.

- Quí vị có thể mua Phần A nếu không được miễn phí. Gọi văn phòng An Sinh Xã Hội tại địa phương hoặc Medicare.

- Medicare sử dụng các hãng bảo hiểm tư nhân để chi trả các hóa đơn Phần A.

  - Hãng bảo hiểm nhận Phần A này gọi là Trung Gian Tài Chánh (Fiscal Intermediary).

  - Hãng bảo hiểm gửi giấy cho quí vị mỗi khi có hóa đơn hoặc giấy đòi tiền. Giấy này gọi là Thông Báo Về Trợ Cấp Y Tế Medicare.

  - Giấy này sẽ cho quí vị biết:
    - ◆ Bệnh viện hoặc nhà cung cấp dịch vụ y tế nào gửi hóa đơn.
    - ◆ Ngày quí vị nhận dịch vụ y tế.
    - ◆ Quí vị nhận dịch vụ nào.
    - ◆ Medicare trả bao nhiêu.
    - ◆ Quí vị cần trả bao nhiêu.

■ Xem lại cho chắc chắn có phải quí vị đã nhận các dịch vụ ghi trên hóa đơn không. Gọi cho hãng bảo hiểm nếu có thắc mắc. Số điện thoại hãng bảo hiểm có trên tờ giấy báo.

■ Quí vị cũng có thể gọi để biết xem Medicare sẽ trả bao nhiêu cho dịch vụ quí vị định xin sau này.

Medicare Phần B Là Gì?

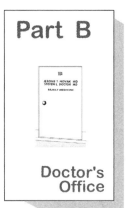

• Phần B trả tiền các lần khám bác sĩ, thử nghiệm, xe cứu thương, một số dụng cụ y khoa, và các chăm sóc ngoại trú khác.

• Có người được Phần B mà không phải xin. Một số khác cần phải xin.

• Mọi người đều phải trả lệ phí hàng tháng cho Phần B. Lệ phí này được gọi là chi phí bảo hiểm (premium). Thông thường lệ phí này trừ ra từ chi phiếu An Sinh Xã Hội của quí vị.

• Nếu cần xin Phần B, hãy gọi cho văn phòng An Sinh Xã Hội (Social Security) địa phương. Gọi vài tháng trước khi tới 65 tuổi. Quí vị có thể mất một số trợ cấp y tế nếu ghi tên trễ.

• Nếu không xin Phần B ngay từ đầu khi có thể, chi phí sẽ tăng lên theo mỗi năm chờ đợi.

- Phần B là phương cách ít tốn kém để chi trả những dịch vụ quí vị có thể cần đến.

- Medicare sử dụng các công ty bảo hiểm để chi trả các hóa đơn Phần B.

  - Công ty bảo hiểm Phần B được gọi là Người Chuyên Chở Medicare (Medicare Carrier).

  - Họ gửi giấy cho quí vị khi có hóa đơn hoặc giấy đòi tiền. Giấy này gọi là Thông Báo Tóm Lược Medicare (Medicare Summary Notice).

  - Giấy này cho quí vị biết:

    - Bác sĩ hoặc nhà cung cấp dịch vụ y tế nào gửi hóa đơn.

    - Ngày quí vị nhận dịch vụ y tế.

    - Quí vị nhận dịch vụ nào.

    - Medicare trả bao nhiêu.

    - Quí vị cần trả bao nhiêu.

  - Xem lại cho chắc chắn có phải quí vị đã nhận các dịch vụ ghi trên hóa đơn không. Gọi cho hãng bảo hiểm nếu có thắc mắc. Số điện thoại của hãng bảo hiểm có trên giấy báo.

  - Quí vị cũng có thể gọi để biết xem Medicare sẽ trả bao nhiêu cho dịch vụ quí vị định xin sau này.

- Medicare không chi trả tất cả mọi dịch vụ.

- Medicare sẽ có thể không trả cho một dịch vụ quí vị tưởng rằng nằm trong phạm vi của họ. Hoặc quí vị có thể nghĩ rằng Medicare không trả đầy đủ. Quí vị có quyền không đồng ý. Quyền này gọi là quyền khiếu nại. Giấy tờ báo cho quí vị biết số tiền Medicare trả một hóa đơn cũng cho quí vị biết cách khiếu nại.

- Có những người giúp đỡ quí vị khiếu nại. Gọi Medicare hoặc văn phòng chi trả hóa đơn Medicare để xin tên và số điện thoại của những người tại địa phương.

- Có nhiều nơi để quí vị tìm hiểu về những gì được Medicare chi trả và những gì không được.

  - Quí vị có thể gọi cho Medicare (1-800-633-4227).

  - Nếu có trở ngại về nói hoặc nghe, xin gọi cho số trợ thính TTY/TDD của Medicare (1-877-486-2048).

- Cuốn cẩm nang <u>Medicare & You</u> (<u>Medicare & Quí Vị</u>) có nói về những gì Medicare chi trả. Gọi một trong các số điện thoại trên đây để xin cẩm nang này.

- Thư viện hoặc trung tâm cao niên địa phương có thể giúp quí vị nhiều chi tiết về Medicare qua các máy điện toán của họ.

Bảo Hiểm Y Tế Medicare

Tôi có thể làm gì cho chính mình?

- Gọi văn phòng An Sinh Xã Hội địa phương nếu cần làm đơn xin Medicare.

- Tìm hiểu cách Medicare hoạt động. Biết rõ họ chi trả những gì, trả bao nhiêu. Tìm hiểu ở những nơi sau đây:
  - Cuốn cẩm nang tên Medicare & You.
  - Số điện thoại miễn phí của Sở An Sinh Xã Hội (1-800-772-1213 hoặc www.ssa.gov).
  - Số điện thoại miễn phí của Medicare (1-800-633-4227).
  - Các văn phòng địa phương trả hóa đơn Medicare.
  - Các trung tâm cao niên.
  - Các phòng xã hội tại bệnh viện địa phương.

- Nếu không hiểu cách một hóa đơn được trả ra sao, gọi văn phòng trả hóa đơn cho Medicare. Số điện thoại có trên giấy tờ gửi cho quí vị.

- Khiếu nại nếu quí vị không đồng ý về số tiền Medicare đã trả.

- Trước khi khám sức khỏe tổng quát, cần biết mình phải trả bao nhiêu.

- Nếu cần dịch vụ cấp cứu, hãy gọi ngay. Bệnh viện sẽ có người giúp quí vị hiểu về phí tổn và cách trả tiền.

Khi nào tôi cần gọi xin giúp đỡ?

- Khi quí vị muốn biết một dịch vụ có được Medicare chi trả hay không.

- Quí vị muốn biết tại sao họ không trả tiền hóa đơn.

- Quí vị muốn biết tại sao mình phải trả nhiều đến thế.

Bảo Hiểm Y Tế Medigap

Bảo hiểm y tế Medigap là gì?

Medigap là bảo hiểm y tế phụ trội quí vị có thể mua. Bảo hiểm này để trả một số phí tổn y tế Medicare không chi trả. Chương trình này cũng được gọi là bảo hiểm phụ trội.

Tôi cần biết những gì?

- Nhiều công ty bảo hiểm có bán bảo hiểm Medigap, để điền khuyết vào "chỗ trống" trong chương trình bảo hiểm Medicare. Medigap chỉ có hiệu lực cùng với Medicare. Nếu đã ở trong Chương Trình Y Tế Quản Trị Medicare, quí vị không cần Medigap.

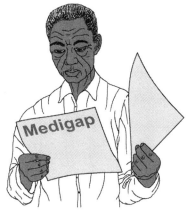

- Đa số tiểu bang đều có luật hạn chế về số lượng và thể loại Medigap bán ra.

- Mua một chương trình Medigap chịu chi trả tiền thuốc mua theo toa bác sĩ, quí vị có thể tốn rất nhiều tiền.

- Một chương trình bảo hiểm Medigap tốt có thể tốn $2,000 hoặc $3,000 một năm cho mỗi người. Chương trình này không chi trả tất cả mọi thứ.

- Quí vị có thể tìm hiểu thêm về bảo hiểm Medigap trong cuốn <u>Guide to Health Insurance for People with Medicare</u> (<u>Hướng dẫn về Bảo Hiểm Y Tế cho Người có Medicare</u>). Có thể xin tài liệu này bằng cách gọi Medicare (1-800-633-4227) hoặc số dành cho người lãng tai: TTY/TDD (1-877-486-2048).

- Medicare SELECT là một loại bảo hiểm Medigap. Loại bảo hiểm này ít tốn tiền hơn loại Medigap thông thường. Bảo hiểm này chỉ trả tiền khi quí vị vào bệnh viện hoặc đi bác sĩ theo danh sách chỉ định.

Tôi có thể làm gì cho chính mình?

- Tìm hiểu về bảo hiểm Medigap. Hỏi trung tâm cao niên địa phương xem họ có thể giúp quí vị không.

- Hỏi các người cao niên khác xem họ có bảo hiểm Medigap không. Hỏi xem họ mua chương trình nào. Họ có thích không?

- Cứ thong thả. So sánh phí tổn và phúc lợi của tất cả các chương trình Medigap tại địa phương của quí vị. Trước khi mua chương trình nào, hãy tìm xem:

  - Chương trình tốn phí bao nhiêu một năm.
  - Quí vị có thể đi bất kỳ bác sĩ hoặc bệnh viện nào không.

- Chương trình có trả cho những dịch vụ Medicare không trả không.
- Quí vị còn phải trả bao nhiêu nếu đã tham gia chương trình phụ trội này.

Khi nào tôi cần giúp đỡ?

- Khi quí vị không hiểu về các phúc lợi.
- Quí vị không chắc mình có nên mua bảo hiểm Medigap hay không.

Chương Trình Y Tế Quản Trị Medicare

Thế nào là Chương Trình Y Tế Quản Trị Medicare?

Chương trình Y Tế Quản Trị Medicare (Medicare Managed Care Plan) là một chương trình mới hơn cả, do các hãng bảo hiểm đưa ra. Trong chương trình này, bác sĩ gia đình của quí vị được gọi là bác sĩ săn sóc đầu tiên (PCP). Quí vị có thể phải đến gặp PCP khi cần bất cứ một dịch vụ chăm sóc nào, trừ khi:

- Gặp trường hợp cấp cứu.
- Quí vị đi khỏi địa phương, và cần được chăm sóc y tế ngay.

Tôi cần biết những gì?

- Khi tới 65 tuổi, quí vị không tự động được vào Chương Trình Y Tế Quản Trị Medicare. Quí vị phải ghi tên vào chương trình.

- Không phải nơi nào cũng có chương trình này. Gọi cho Medicare số (1-800-633-4227) để xem có chương trình này tại nơi mình ở không.

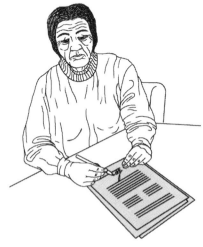

Ghi danh vào Chương Trình
Y Tế Quản Trị Medicare

88

Sở An Sinh Xã Hội địa phương cũng có thể cho biết có chương trình này trong vùng không. Họ có thể cho quí vị số điện thoại để gọi.

- Nếu ghi tên tham gia Chương Trình Y Tế Quản Trị Medicare, quí vị phải bỏ chương trình Medicare. Quí vị vẫn cần trả lệ phí Medicare Phần B rút từ chi phiếu an sinh xã hội của quí vị.

- Phí tổn của Chương Trình Y Tế Quản Trị Medicare mỗi nơi mỗi khác. Phúc lợi mỗi chương trình và mỗi khu vực cũng mỗi khác.

Lý do nào cần có một Chương Trình Y Tế Quản Trị Medicare?

- Chương trình này chi trả tất cả các dịch vụ Medicare chi trả, cộng thêm một số dịch vụ khác.

- Quí vị trả tiền ít hơn khi hưởng dịch vụ y tế.

- Quí vị không cần mua bảo hiểm Medigap.

- Nếu đổi ý, quí vị có thể trở lại chương trình Medicare.

- Quí vị phải lo ít giấy tờ hơn. Chương Trình Y Tế Quản Trị Medicare lo liệu đa số giấy tờ và hóa đơn.

Những điều gì tôi có thể không thích về Chương Trình Y Tế Quản Trị Medicare?

- Ít được chọn lựa bác sĩ hơn.

Chương Trình Y Tế Quản Trị Medicare

- Với Medicare, quí vị có thể đi bất cứ bác sĩ nào mình chọn.

- Trong Chương Trình Y Tế Quản Trị Medicare, quí vị phải chọn bác sĩ theo một danh sách. Bác sĩ này sẽ là bác sĩ săn sóc đầu tiên của quí vị (PCP). Bác Sĩ gọi là bác Sĩ Gia Đình.

- Vị PCP này chịu trách nhiệm về mọi việc chăm sóc sức khỏe cho quí vị.

- Nếu bác sĩ gia đình không có tên trong danh sách, quí vị có thể phải đổi bác sĩ.

- Khi đi một bác sĩ mà không có sự chấp thuận của vị bác sĩ chăm sóc đầu tiên (PCP) hoặc công ty bảo hiểm, hóa đơn của quí vị có thể không được chi trả.

Tôi có thể làm gì cho chính mình?

- Tìm hiểu về Chương Trình Y Tế Quản Trị Medicare tại địa phương mình. Cứ thong thả. So sánh giữa các chương trình. Trước khi chọn một chương trình, hãy hỏi:

  - Xem phải trả bao nhiêu một tháng?

  - Chương Trình Y Tế Quản Trị Medicare cung cấp những phúc lợi nào Medicare không cung cấp?

  - Có thể đi bệnh viện nào?

  - Bác sĩ gia đình của mình có thuộc Chương Trình Y Tế Quản Trị Medicare không?

  - Có phải bỏ vị bác sĩ cũ không?

- - Phải chờ bao lâu mới được gặp bác sĩ chuyên khoa?

  - Chương trình này có bác sĩ trị chuyên về bàn chân, và bác sĩ chỉnh xương không?

- Nghĩ xem Chương Trình Y Tế Quản Trị Medicare có thích hợp với quí vị không. Quí vị có tuân theo được các luật lệ không?

- So sánh giữa Medicare và Chương Trình Y Tế Quản Trị Medicare. Chọn chương trình nào tốt nhất đối với quí vị.

- **Medicare có thể tốt nhất nếu:**

  - Quí vị muốn chọn bác sĩ và bệnh viện riêng.

  - Quí vị hay đi du lịch.

  - Không có Chương Trình Y Tế Quản Trị Medicare tại địa phương.

  - Quí vị đủ sức trả phần khấu trừ (deductible) và bảo hiểm Medigap phụ trội.

  - Quí vị còn có Medicaid

- **Chương Trình Y Tế Quản Trị Medicare tốt nhất nếu:**

  - Quí vị có nhiều hóa đơn y tế cao.

  - Quí vị không muốn trả bảo hiểm Medigap.

  - Quí vị không đủ sức trả bảo hiểm Medigap.

  - Quí vị vẫn hài lòng với Chương Trình Y Tế Quản Trị Medicare.

  - Bác sĩ gia đình thuộc Chương Trình Y Tế Quản Trị Medicare.

- Giấy tờ hiện có với Medicare khiến quí vị lo âu.
- Quí vị muốn đổi bác sĩ.

Khi nào tôi phải gọi bác sĩ hoặc y tá?

- Khi muốn biết xem bác sĩ gia đình có trong Chương Trình Y Tế Quản Trị Medicare không.
- Quí vị muốn biết vị bác sĩ này khuyên mình tham gia chương trình nào.

Medicaid

Medicaid là gì?

Medicaid là chương trình chi trả phí tổn y tế dành cho một số người. Đây là chương trình của tiểu bang và liên bang.

Tôi cần biết những gì?

- Người cao niên nghèo, khiếm thị hoặc khuyết tật có thể được Medicaid. Quí vị phải nộp đơn xin Medicaid. Muốn nộp đơn, phải đến văn phòng sở xã hội (Welfare) tiểu bang ở địa phương hoặc gặp nhân viên xã hội.

- Mỗi tiểu bang có tên gọi riêng cho chương trình Medicaid của mình. Chương trình này không cùng một tên ở mỗi tiểu bang. Mỗi tiểu bang lại có luật riêng về việc ai được xin Medicaid và chương trình gồm những gì.

- Tại nhiều tiểu bang, Medicaid chi trả những dịch vụ Medicare không chi trả, như thuốc mua theo toa bác sĩ và dịch vụ nhà an dưỡng.

- Medicaid có thể trả một số hoặc tất cả dịch vụ Medicare Phần A và Phần B. Medicaid cũng có thể trả phần khấu trừ (deductible) và đồng-bảo-hiểm.

- Nếu có Medicaid, quí vị không cần bảo hiểm Medigap nữa. Quí vị cũng có thể không cần tham gia Chương Trình Y Tế Quản Trị Medicare.

Tôi có thể làm gì cho chính mình?

- Tìm hiểu mọi điều về chương trình Medicaid. Đọc các chi tiết này trong cẩm nang <u>Medicare & You</u>. Gọi số 1-800-633-4227 để nhận cẩm nang.

- Nếu quí vị nghĩ mình được hưởng Medicaid, gọi văn phòng xã hội tiểu bang tại địa phương. Xin gặp một nhân viên xã hội. Hỏi xem cần mang theo giấy tờ gì. Nhân viên xã hội sẽ cho biết quí vị có thể được Medicaid không.

- Quí vị cũng có thể hỏi văn phòng dịch vụ xã hội tại bệnh viện địa phương về Medicaid.

Khi nào tôi cần giúp đỡ?

- Khi muốn biết mình có thể xin được Medicaid không.

Thực Phẩm Lành Mạnh Và Thể Dục 4

Ghi Chú

Ăn Uống Điều Độ

Thế nào là ăn uống điều độ?

Ăn uống điều độ là ăn thực phẩm thích hợp, với số lượng thích hợp. Ăn uống điều độ thân thể của chúng ta sẽ hấp thụ được những gì cần thiết để được khỏe mạnh.

Tôi cần biết những gì?

- Người cao niên cần ít nhiệt lượng (calories) hơn người trẻ tuổi. Họ cần từ 1,200–1,600 calories một ngày. Người cao niên vẫn cần cùng một loại thuốc bổ và khoáng chất.

- Người cao niên cần ăn nhiều loại thực phẩm. Không một thứ thực phẩm nào cung cấp cho thân thể đủ chất bổ dưỡng cần thiết.

- Mỗi ngày quí vị đều phải ăn một loại của 6 nhóm thực phẩm sau đây:

  - Bánh mì, ngũ cốc, gạo, và mì ống – ăn 6 phần như sau đây:

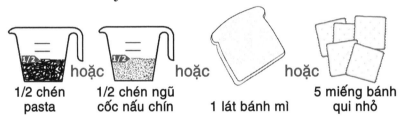

| 1/2 chén pasta | hoặc | 1/2 chén ngũ cốc nấu chín | hoặc | 1 lát bánh mì | hoặc | 5 miếng bánh qui nhỏ |

Ăn Uống Điều Độ

- Rau – ăn 3 phần như sau:

 hoặc hoặc hoặc

| 1 chén rau cải xanh | 1/2 chén rau đã nấu chín (như mướp) | 1/2 chén rau sống (như cà-rốt) | 1/4 ly nước rau ép |

- Trái cây – Ăn 2 phần như sau:

 hoặc hoặc hoặc

1/2 ly nước ép từ trái cây   một miếng táo   1 trái chuối   1 chén nhỏ trái cây đã nấu chín

- Thịt, thịt gà vịt, cá, trứng, và các loại hạt – Ăn 2 phần như sau:

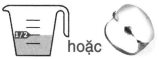 hoặc hoặc

2 tới 3 ounces thịt   cá   1 quả trứng

- Sữa, gia-ua (Yogurt), và phó mát – Ăn 3 phần như sau:

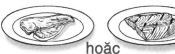 hoặc hoặc

1 ly sữa ít chất béo   1 ly gia-ua   1/2 ounce phó mát

■ Chất béo, dầu, và đồ ngọt – Ăn một phần
như sau:

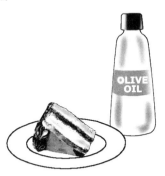

• Giảm lượng chất béo. Những cách để cắt giảm
chất béo là:

■ Dùng dầu hướng dương, dầu kế (safflower),
dầu đậu nành, hoặc dầu olive.

■ Đừng ăn thịt mỗi bữa ăn. Nếu ăn thịt, nên ăn
gà tây, gà, hoặc cá.

■ Uống sữa đã hớt váng (Skim milk) hoặc ít
chất béo.

■ Ăn phó mát ít chất béo.

■ Nướng cao độ (broil), nướng thường (bake), hoặc
hấp thức ăn.

■ Đừng ăn dặm, như khoai chiên và kem.

- Đọc nhãn hiệu trên thực phẩm. Xem thử có bao nhiêu chất béo trong thức ăn.

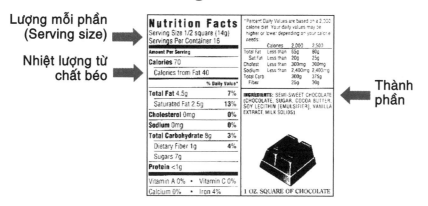

- Tự hỏi mình những câu sau đây:
  - Tôi có ăn nhiều hơn lượng đề nghị không?
  - Có phải trên ⅓ nhiệt lượng từ chất béo mà ra không?
  - Chất béo có phải là thành phần đầu tiên trên bảng liệt kê không?
  - Có nhiều thành phần chất béo (như dầu, bơ, mỡ heo, mỡ làm bánh) không?

  Nếu quí vị trả lời "có" cho ít nhất 2 câu hỏi, thì thực phẩm này có lẽ chứa quá nhiều chất béo.

- Nếu thực phẩm có quá nhiều chất béo:
  - Hãy tìm một loại thực phẩm khác.
  - Tìm một nhãn hiệu khác.
  - Chỉ ăn theo lượng đề nghị và giảm chất béo trên những món khác ăn trong cùng ngày.
- Đừng thêm muối vào thực phẩm.

- Ăn những thức ăn có chất vôi (calcium), như sữa, gia-ua, và phó mát.

- Ăn những thức ăn có chất đạm như thịt và cá.

- Ăn những thức ăn chứa chất xơ, như ngũ cốc, bánh trái vả (fig bar) và rau bông cải xanh (Broccoli).

- Uống từ 6–8 ly nước một ngày. Đừng chờ tới lúc khát. Nên cho một múi chanh vào nước để có thêm mùi vị.

Tôi có thể làm gì cho chính mình?

- Xếp đặt bữa ăn của mình. Mỗi ngày ăn những món trong cả 6 nhóm thực phẩm.

- Ăn 3 bữa chính ít và 2 bữa ăn dặm một ngày.

- Ăn những món chứa nhiều chất xơ mỗi ngày để ruột hoạt động điều hòa. Xem trang 151.

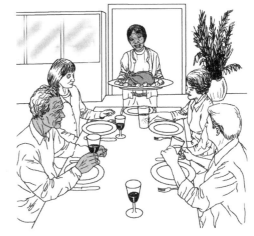

Ăn chung với gia đình hoặc bè bạn

- Chia sớt bữa ăn với gia đình, bạn bè và hàng xóm.

- Trữ những món đông lạnh có thể ăn ngay được. Ăn những món này khi không muốn nấu ăn.

- Làm theo cách thức đơn giản như:
  - Đổ nước nóng vào món ngũ cốc ăn liền.
  - Ăn bánh bột Waffles đông lạnh. Thử cho thêm trái cây như dâu tây lên trên.
  - Làm món rau trước.
  - Nấu thực phẩm đủ ăn 2 hoặc 3 bữa.
  - Để đông lạnh các đĩa đồ ăn nhỏ, và dùng cho bữa khác.
  - Nấu một nồi súp rồi mời bạn bè đến cùng ăn. Ăn với bánh mì nướng ròn. Ăn tráng miệng bằng trái cây.

Sau đây là một số lời khuyên khác để việc ăn uống được dễ dàng hơn:

Nếu quí vị nhai khó:

- Hỏi nha sĩ xem có thể chữa được không.
- Ăn thực phẩm mềm.
  - Thay vì trái cây tươi, thử dùng táo xay nhuyễn (applesauce), nước trái cây và trái cây đóng hộp.
  - Thay vì ăn rau sống, thử dùng nước rau ép, rau nghiền hoặc rau trộn kem.
  - Thay vì thịt, dùng thịt xay, cá và trứng.
  - Thay vì một khoanh bánh mì, thử dùng ngũ cốc nấu chín, cơm, cháo, và bánh qui mềm.

<u>Nếu bị đau bụng</u>:

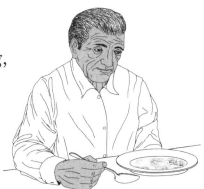

- Nếu luôn luôn bị đau bụng, hãy đi gặp bác sĩ. Có thể là quí vị đang bị một vấn đề về sức khỏe, cần được giúp đỡ.

- Những thực phẩm sau đây có thể làm bớt đau bụng:

Đến gặp bác sĩ nếu bao tử luôn luôn bị đau.

  - Thay vì sữa, thử dùng đồ ăn chế tạo từ sữa, như bánh sữa và phó mát. Những món này có thể không làm đau bụng nhiều.

  - Thay vì cải bắp và bông cải xanh (Broccoli), thử dùng đậu đũa, cà rốt, và các loại nước trái cây ép.

  - Thay vì trái cây tươi, thử dùng trái cây đóng hộp hoặc nước ép trái cây.

<u>Nếu không đi mua sắm được</u>:

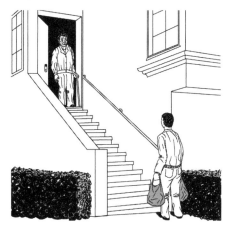

- Hỏi tiệm thực phẩm trong vùng có giao thực phẩm tới nhà không.

- Hỏi nơi quí vị đi lễ xem có ai giúp quí vị trong việc mua sắm được không.

- Nhờ người nhà đi mua sắm hộ.

Nhờ người giúp đỡ trong việc mua bán.

- Mua thực phẩm qua Internet.
- Tìm số điện thoại Meals-on-Wheels (Bữa Ăn Lưu Động), điện thoại số 1-703-548-5558.

Nếu không nấu nướng được:

- Dùng lò vi ba (microwave). Thận trọng khi hâm nóng thực phẩm bằng lò vi ba. Một số thực phẩm và đĩa đựng có thể nóng bỏng khiến quí vị bị bỏng.

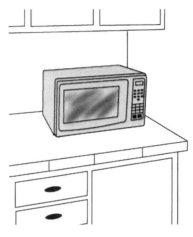

- Dùng đồ ăn đông lạnh hoặc các loại thực phẩm khác.

Dùng lò vi ba – Microwave.

- Tham gia chương trình phục vụ bữa ăn tại trung tâm cao niên địa phương. Hỏi xem họ có thể đưa thức ăn tới nhà không.
- Tìm chương trình Meals-on-Wheels (Bữa Ăn Lưu Động).
- Quí vị có thể cần dọn đến một nơi có người nấu nướng.
- Mua đồ ăn đã nấu chín mang về nhà được.

Khi đi ăn ở ngoài:

- Đừng thêm muối vào thức ăn. Hầu hết các món ăn ở nhà hàng đều đã có đủ muối.
- Biến buổi đi ăn ở ngoài thành thích thú.

- Dùng phiếu giảm giá (coupons). Tìm loại phiếu "mua một tặng một". Mời thêm một người bạn cùng đi.

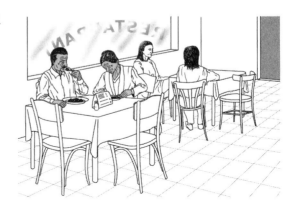

Tại nhà hàng, ăn những món khó nấu tại nhà.

- Gọi những món ăn khó nấu ở nhà, như món hầm, cá hấp, ổ thịt hấp (meat loaf) hoặc cá nướng.

- Gọi phần ăn lớn. Mang một nửa về nhà để ăn ngày hôm sau.

Nếu ăn không ngon:

- Ăn cùng với gia đình và bè bạn.

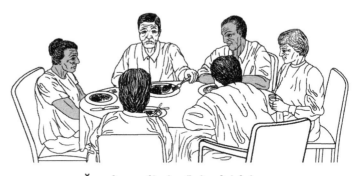

Ăn cùng với gia đình và bè bạn.

- Dùng bữa tại trung tâm cao niên địa phương.

- Hỏi bác sĩ xem có phải thuốc uống làm ăn mất ngon hay không. Nếu phải, xin đổi thuốc.

- Thêm các dược thảo và gia vị vào thức ăn. Một số mùi vị – như mùi Vanilla – có thể tăng thêm gấp đôi nếu được hòa vào.

- Thêm vài miếng thịt xông khói (bacon), và phó mát Parmesan cho có mùi vị. Bỏ trái cây vào món rau trộn hoặc thịt để thêm mùi vị.

- Trộn chung thực phẩm nóng với thực phẩm nguội khi ăn.

- Uống một ly rượu vang trong bữa ăn có thể làm thêm ngon miệng.

- Hoạt động nhiều hơn. Hoạt động giúp ăn ngon hơn.

- Ăn khi đói.

- Nên bỏ bớt cà phê hoặc trà có chất cà phê.

- Ăn thực phẩm có nhiều nhiệt lượng (calories). Đừng ăn các thực phẩm ít chất béo hoặc không chất béo nếu ăn không ngon miệng. Quí vị sẽ không hấp thụ đủ calories.

Khi nào tôi phải gọi bác sĩ hoặc y tá?

- Khi không muốn ăn hoặc xuống cân.

- Quí vị nghĩ rằng thuốc uống có thể làm mình ăn uống mất ngon.

- Khó nuốt.

- Khó nhai. Hãy gọi nha sĩ.

Những nơi gọi để được giúp đỡ:

- Hội Phục Vụ Bữa Ăn Lưu Động Hoa Kỳ (Meals-on-Wheels Association of America) số 1-703-548-5558

Thực Phẩm Nhiều Chất Xơ

Thế nào là thực phẩm nhiều chất xơ?

Đây là những thứ thực phẩm có nhiều chất xơ. Chất xơ là phần thô nhám trong thảo mộc. Chất này có trong trái cây và rau cỏ.

Tôi cần biết những gì?

- Nhiều vị cao niên cần ăn 35 gram chất xơ mỗi ngày để cho ruột hoạt động điều hòa.
- Chất xơ cũng có thể ngăn ngừa bệnh tim, tai biến mạch máu não và ung thư.
- Những thực phẩm sau đây chứa nhiều chất xơ:
  - Cám yến mạch
  - Hạt đậu
  - Cám gạo
  - Cà Rốt
  - Ngũ cốc lúa mạch
  - Lúa mạch đen
  - Gạo nguyên hạt
  - Cam, chanh, bưởi
  - Bột yến mạch
  - Đậu tròn
  - Lúa mạch
  - Cám lúa mạch
  - Bánh lúa mạch nguyên hạt
  - Giá sống
  - Cải bắp

Thực Phẩm Nhiều Chất Xơ

- Nên ăn những thức ăn như sau để có đủ chất xơ:

- 2 phần trái cây như sau:

1/2 trái chuối   1 chén dâu tây

- 3 phần rau như sau:

1 củ khoai tây nướng   3 lát cà chua   1/2 chén đậu Hòa Lan luộc

- 6 phần ngũ cốc hoặc hạt như sau:

1/2 chén mì ống đã nấu   1/2 chén yến mạch đã nấu   1/2chén cơm

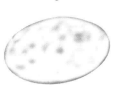

1 bánh bắp   1 lát bánh mì nguyên hạt   3 bánh qui

Thực Phẩm Nhiều Chất Xơ

Tôi có thể làm gì cho chính mình?

- Ăn thực phẩm nhiều chất xơ. Xem bảng liệt kê các món ăn trang 106. Hạt đậu có rất nhiều chất xơ. Ngâm đậu sống vào nước trước khi nấu. Đừng nấu bằng nước đã dùng để ngâm đậu. Nấu cho đến khi nhừ.

- Ăn ngũ cốc là một trong những cách tốt nhất để có chất xơ. Ăn các loại ngũ cốc có 5 gram chất xơ trong một lượng. Các thứ này gồm có: All-Bran (toàn cám), Raisin Bran (cám nho khô), Fiber One (chất xơ số 1), Shredded Wheat (hạt lúa mì nghiền), hoặc Grape-nuts (các loại hạt).

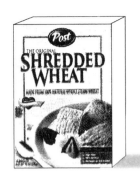

Ăn ngũ cốc để có nhiều chất xơ.

- Uống 6–8 ly nước một ngày. Đồng thời uống nước ép trái cây, nước rau ép, sữa và các thứ soda không có chất cà phê.

Khi nào tôi phải gọi bác sĩ hoặc y tá?

- Khi luôn luôn đi ra phân cứng.
- Khi vừa giải phẫu ruột. Quí vị cần biết mình nên ăn thực phẩm chứa chất xơ hay không.
- Khi không ăn được chất xơ.

Thuốc Bổ và Các Loại Bổ Túc Cho Thực Phẩm

Thế nào là thuốc bổ và các loại bổ túc cho thực phẩm?

Đây là các loại thuốc viên, thuốc bột, hoặc thuốc nước quí vị dùng để có thêm chất bổ dưỡng.

Tôi cần biết những gì?

- Quí vị có thể tìm các loại bổ túc cho thực phẩm trong các cửa hiệu, trong danh mục bán hàng, trong các bản tin cho người cao niên, và trên truyền hình.

- Nếu ăn uống thực phẩm lành mạnh và đang khỏe mạnh, rất có thể quí vị không cần các loại bổ túc cho thực phẩm nữa. Thực phẩm lành mạnh gồm nhiều loại thực phẩm như trái cây, rau, hạt nguyên dạng, sản phẩm sữa, thịt, cá, và thịt gà.

- Sinh tố và chất khoáng trong thực phẩm còn tốt hơn trong các loại thuốc viên.

- Nếu ăn chay, có thể quí vị cần uống sinh tố B-12.

- Nói chuyện với bác sĩ trước khi quí vị dùng chất bổ túc cho thực phẩm.

- Nếu không còn đi làm, quí vị không cần nhiều nhiệt lượng như hồi còn trẻ. Nhưng quí vị vẫn cần cùng những loại thuốc bổ và nhiều chất bổ dưỡng khác nữa.

- Không phải mọi người đều cần các loại bổ túc cho thực phẩm như nhau. Hỏi bác sĩ xem quí vị có cần uống can xi (calcium), Sinh Tố D, Sinh Tố B-12, hoặc folic acid không.

- Đọc kỹ nhãn hiệu.

- Loại thuốc con nhộng dễ cho cơ thể tiêu thụ hơn thuốc viên dài hoặc viên tròn. Một số loại trình bầy dưới dạng bột hoặc nước.

- Các loại bổ túc cho thực phẩm không có hiệu quả ngay. Quí vị cần dùng một thời gian trước khi biết chúng có tốt cho mình không.

Tôi có thể làm gì cho chính mình?

- Hỏi bác sĩ xem có cần dùng các loại bổ túc cho thực phẩm hay không trước khi mua.

- Hỏi bác sĩ hay dược sĩ nên mua loại nào.

- Đọc xem có những gì trong loại bổ túc cho thực phẩm đó. Cần biết chắc rằng loại này có chất bác sĩ nói rằng quí vị đang cần.

- Đọc xem có thể giữ loại này trong bao lâu. Xem lại ngày hết hạn.

- Tìm hiểu cách giữ loại bổ túc cho thực phẩm này. Giữ thuốc bổ trong nơi tối, mát mẻ.

- Hỏi bác sĩ hoặc dược sĩ về liều lượng. Đừng mua liều cực mạnh. Những loại này có thể được gọi là "chữa trị" (therapeutic) hoặc "cực mạnh" (extra-strength)

- Đừng dùng những thứ nào quảng cáo có vẻ khó tin.
- Dùng hầu hết các loại bổ túc cho thực phẩm khi ăn.
- Khi bắt đầu dùng loại bổ túc cho thực phẩm, dùng lượng thấp nhất trong vài ngày, sau đó dùng lượng mạnh hơn nếu cần.
- Hỏi bác sĩ hoặc dược sĩ xem có cần uống loại bổ túc cho thực phẩm mỗi ngày không.
- Hãy xem loại này có thể uống chung với các chất bổ túc dinh dưỡng khác không.

Khi nào tôi cần gọi bác sĩ hoặc y tá?

- Trước khi bắt đầu dùng loại bổ túc cho thực phẩm.
- Khi muốn hỏi xem loại bổ túc cho thực phẩm có ảnh hưởng không tốt vào các thứ thuốc quí vị đang uống hay không.

Thể Dục

Thể Dục là gì?

Thể dục là các chuyển động thân thể giúp cho tim đập và phổi hô hấp nhanh hơn. Thể dục là làm các việc như đi bộ, đi bơi, khiêu vũ, hoặc đi xe đạp để được khỏe mạnh. Nên làm các hoạt động này mỗi ngày.

Tôi cần biết những gì?

* Người cao niên cần tập thể dục để được khỏe mạnh. Họ cần hoạt động mỗi ngày cho thân thể khỏe mạnh.

* Tập thể dục mỗi ngày khiến đời sống dễ dàng hơn và vui thú hơn.
  Tập thể dục khiến công việc nhà dễ dàng, thí dụ như đứng lên khỏi ghế dễ dàng.

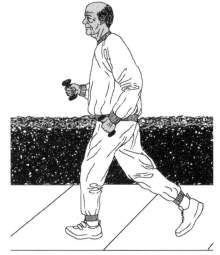

* Không bao giờ quá muộn để bắt đầu tập thể dục.

* Quí vị không cần đi câu lạc bộ thể dục hoặc mua dụng cụ. Thể dục tốt nhất đối với người cao niên là đi bộ nhanh.

Thể Dục

- Nhiều người cao niên khiêu vũ, bơi lội, đánh cù (Golf), đánh bóng gỗ (bowl), hoặc chơi quần vợt cho vui và tập thể dục.
- Thể dục:
  - Giữ bắp thịt khỏe mạnh để tự mình có thể lo cho mình.
  - Giữ không cho xương bị mỏng dần và yếu đi.
  - Đốt bớt nhiệt lượng.
  - Giữ cơ thể thăng bằng hơn để khỏi té ngã.
  - Giúp ngủ ngon vào ban đêm.
  - Cho ta thêm năng lực.
  - Khiến ta cảm thấy thoải mái.
- Thể dục khiến tim và phổi khỏe hơn. Thể dục có ích cho người bị cao máu, giúp trọng lượng cơ thể ở mức bình thường.
- Tập thể dục đều đặn có thể ngăn được các chứng bệnh sau đây:
  - Bệnh tim
  - Tiểu đường
  - Tai biến mạch máu não
  - Mất trí nhớ
  - Rỗng xương
- Người cao niên cần thảo luận với bác sĩ hoặc y tá của mình trước khi bắt đầu tập thể dục.
  - Hỏi xem tập thể dục có được không.
  - Hỏi xem phải tập loại thể dục nào.

- Mỗi vị cao niên đều phải có một chương trình thể dục. Tập ít nhất 30 phút mỗi ngày. Các cụ không cần tập hết 30 phút một lúc. Nếu 30 phút là quá nhiều, tập 10 phút một lần, 3 lần một ngày.

- Nếu ngừng tập thể dục, quí vị sẽ mất sức và mất thăng bằng.

- Điều quan trọng là làm nóng người trước khi tập thể dục. Làm nóng người chuẩn bị cho thân thể sẵn sàng để tập.

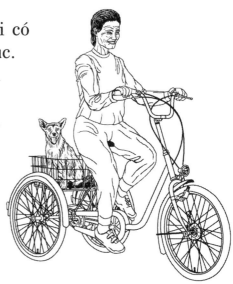

Tập thể dục 30 phút mỗi ngày.

  - Máu đưa dưỡng khí đến các bắp thịt.

  - Nhịp tim từ từ đập nhanh.

  - Phổi mở ra để đón nhận không khí.

  - Xương và khớp ấm lên.

  - Nếu làm nóng người trước, thân thể ít bị thương tổn trong lúc tập.

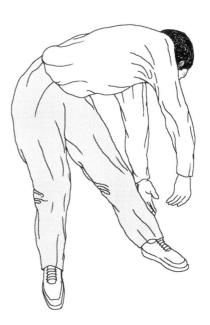

Co giãn người làm nóng thân thể trước khi tập thể dục.

- Đừng tập thể dục khi đang bị những điều sau đây:
  - Đau ngực
  - Nhịp tim đập rất nhanh
  - Sốt
  - Sa ruột gây đau
  - Đau sau khi ngã
  - Nhiễm trùng
  - Các chứng bệnh về mắt
  - Thở hụt hơi
  - Sưng khớp

- Nếu uống thuốc tim, nhịp tim có thể không tăng lên khi tập thể dục. Hỏi bác sĩ xem có tập thể dục được không.

- Nghe ngóng thân thể của mình. Ngưng tập nếu:
  - Ngực bị đau hoặc bị đè.
  - Khó thở.
  - Nhịp tim đập rất nhanh.
  - Cảm thấy yếu hoặc xỉu.
  - Cảm thấy muốn ói mửa.
  - Không nói chuyện được khi tập.
  - Bị co rút bắp thịt (vọp bẻ) hoặc đau khớp.
  - Ra mồ hôi quá nhiều.

Tôi có thể làm gì cho chính mình?

- Xếp đặt chương trình thể dục. Hãy hoạt động. Biến thể dục thành một lối sống.

- Đừng để người khác làm công việc thay mình nếu tự mình làm được.

- Tập loại thể dục mình ưa thích. Rủ bạn bè cùng tập.

- Mặc đồ nhẹ, rộng rãi. Quí vị phải cảm thấy lành lạnh trong 5 phút đầu. Thể dục sẽ sớm làm ấm thân thể quí vị lại.

- Mặc nhiều lớp quần áo. Bỏ bớt lớp y phục ngoài nếu thấy nóng. Mặc thêm nếu thấy lạnh.

- Đi giầy có giây thắt bên trên và có đế đệm. Mang vớ vào.

- Dùng những loại đệm giầy hiệu Spenco. Đệm giầy giữ bàn chân thẳng. Chúng đệm vào đế giầy, và làm giầy không cọ vào chân.

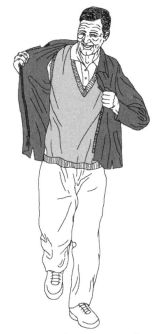

Mặc loại quần áo có thể cởi ra khi thấy quá nóng.

- Mua loại đệm giầy dai bền có thể giặt được. Thay đệm giầy khi đã cũ rách.

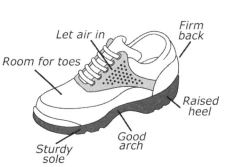

Let air in

Firm back

Room for toes

Raised heel

Sturdy sole

Good arch

- Làm nóng người chừng 10 phút trước khi tập thể dục:

  - Đi bộ loanh quanh.

  - Dậm chân tại chỗ.

  - Làm vài động tác co giãn.

- Sau khi tập, để cho thân thể mát dần khoảng 30 phút. Làm động tác co giãn. Đừng vội đi tắm.

- Đứng nín hơi khi tập thể dục. Thở ra hít vào.

- Đừng tập thể dục dưới nắng. Tập thể dục ngoài trời vào sáng sớm, hoặc buổi tối.

- Uống một ly nước trước khi bắt đầu.

- Uống một ly nước sau khi ngưng tập.

- Nếu nước tiểu mầu vàng đậm, hoặc mầu cam là quí vị không uống đủ nước.

- Đừng uống bia, rượu, rượu mạnh trước cũng như sau khi tập.

- Nếu ăn quá nhiều phải chờ 3 tiếng đồng hồ trước khi tập.

- Tìm lớp thể dục cho người cao niên. Hỏi về các lớp tập tại những nơi sau đây:

  - Trung tâm cao niên địa phương.

  - Trung tâm cộng đồng.

  - Trung tâm thể dục tại bệnh viện.

  - Đại học cộng đồng.

  - Nhà thờ.

  - Thương xá

- Tham gia lớp khí công và thể dục dưỡng sinh. Những lớp này có ích cho sự thăng bằng cơ thể.

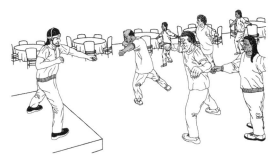

- Tập thể dục với bạn bè.
- Tìm các băng hình (Video) về cách tập thể dục cho người cao niên tại thư viện địa phương.

Khi nào tôi phải gọi bác sĩ hoặc y tá?

- Trước khi bắt đầu một chương trình thể dục.
- Bất ngờ bị đau, bị hụt hơi, hoặc cảm thấy bệnh sau khi thể dục.
- Quí vị cho rằng tập thể dục không thích hợp hoặc không an toàn cho mình.
- Quí vị có bệnh tiểu đường và muốn tập thêm thể dục.
- Quí vị bị đau ở các khớp xương, và muốn biết tập thể dục có được không.
- Gọi cứu thương ngay nếu bị đau nhiều ở ngực, hoặc dạ dầy và khó thở, ra mồ hôi.

Gọi đến đâu để xin giúp đỡ?

- Viện Cao Niên Quốc Gia (National Institute on Aging) số 1-800-222-2225
  www.nih.gov/nia

Trí Óc Minh Mẫn Và Thân Thể Khỏe Mạnh

5

Ghi Chú

Một Nhãn Quan Tích Cực

Thế nào là một nhãn quan tích cực?

Một nhãn quan tích cực là nhìn sự việc theo khía cạnh tốt. Nhãn quan tích cực giúp ta sống khỏe mạnh.

Tôi cần biết những gì?

* Có 7 điều quí vị có thể làm để sống lâu và sống hạnh phúc:

    1. Chăm sóc sức khỏe chu đáo.

    * Có bác sĩ và nha sĩ quí vị tín nhiệm.

    * Hiểu biết vị bác sĩ của mình.

    * Đừng mong đợi bác sĩ lo hết về sức khỏe của mình. Hãy biết rõ sức khỏe của mình.

    * Luôn học hỏi những điều cần làm để giữ sức khỏe. Thực hiện điều mình học hỏi được.

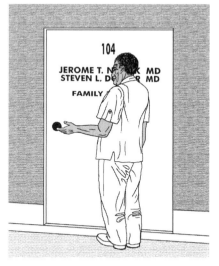

Chăm sóc sức khỏe của mình.

    * Khi mạnh khỏe, quí vị có thể:

        ◆ Làm nhiều việc hơn cho chính mình.

◆ Làm chủ đời mình.

◆ Thưởng ngoạn đời sống!

2. Luôn luôn hoạt động.

■ Làm một số công việc mỗi ngày, như:

◆ Lau chùi nhà cửa.

◆ Làm vườn.

◆ Đi bộ.

◆ Đi xi nê.

◆ Đi bơi.

■ Thúc đẩy mình làm việc. Xử dụng thân thể và trí óc mình. Nhờ đó giữ được trí óc và thân thể gọn gàng khỏe khoắn.

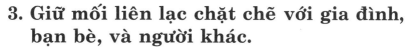

Luôn luôn hoạt động.

3. Giữ mối liên lạc chặt chẽ với gia đình, bạn bè, và người khác.

■ Giữ mối liên lạc chặt chẽ với gia đình, bạn bè, và người khác cho ta cảm giác được săn sóc, có ích và được thương yêu.

◆ Gần gũi gia đình.

◆ Đi đây đó với bạn bè.

◆ Tốt với hàng xóm.

◆ Rủ con cháu đi cắm trại ngoài trời (picnic).

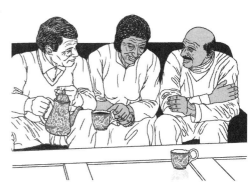

Có nhiều bạn bè.

◆ Sẵn sàng giúp đỡ người cần giúp đỡ.

◆ Tổ chức sinh nhật cho bạn bè.

4. Ăn uống lành mạnh.

■ Ăn tất cả mọi loại thực phẩm. Chỉ dùng một chút muối, đường, và chất béo.

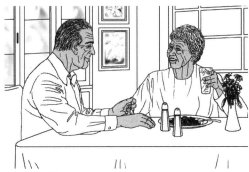

■ Uống 6–8 ly nước mỗi ngày.

■ Đừng uống quá 2 ly bia, rượu, hoặc rượu mạnh mỗi ngày.

Ăn thực phẩm lành mạnh.

5. Luôn luôn học hỏi.

■ Dự những lớp học về sức khỏe người cao niên.

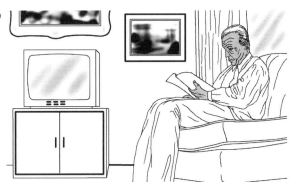

■ Hỏi ý kiến bác sĩ hoặc y tá.

■ Học hỏi về các thay đổi trong cơ thể đến với tuổi già.

Tìm hiểu về các vấn đề sức khỏe.

■ Học cách sống cuộc đời khỏe mạnh. Làm các việc vừa học được.

6. Cười đùa và vui vẻ.

- Làm nhiều điều có thể cười vui.

- Làm các việc vui thích.

- Tự cười mình.

- Xem các chương trình khôi hài trên TV.

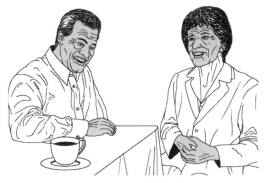

Luôn vui tươi.

- Đọc các truyện tranh hài hước.

7. Chăm sóc tinh thần của mình.

- Tận dụng đời sống.

- Tin rằng mình sẽ sống lâu và khỏe mạnh.

- Tin vào giá trị của đời mình.

- Bắt đầu một ngày với "lời hay ý đẹp trong ngày". Quí vị có thể tìm thấy các tư tưởng này trên lịch, sổ tay, cẩm nang, và các bản tin miễn phí.

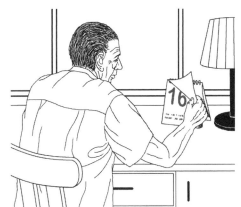

Tìm đọc lời hay ý đẹp.

- Đi lễ.

- Nói chuyện với mục sư, linh mục, thầy giảng, hoặc các vị lãnh đạo tinh thần khác.

- Yêu thương cuộc đời mình.

Tôi có thể làm gì cho chính mình?

- Đừng để điều gì làm mình bực tức. Cố gắng thay đổi cách nhìn sự việc khi đang bực tức.

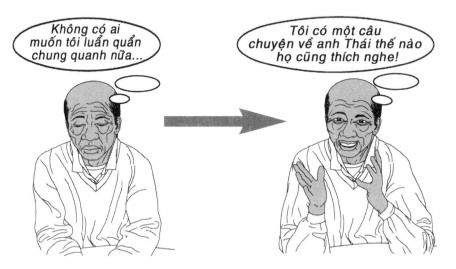

Không có ai muốn tôi luẩn quẩn chung quanh nữa...

Tôi có một câu chuyện về anh Thái thế nào họ cũng thích nghe!

- Hoạch định chương trình trong ngày để sử dụng năng lực tối đa.

- Sống gần mọi người. Đừng sống cô độc suốt ngày.

- Tham gia đoàn thể, nhóm.

- Chơi trò chơi như bài, và mạt chược.

- Giúp đỡ một tổ chức hoặc câu lạc bộ địa phương.

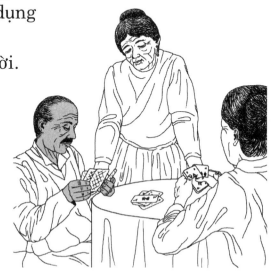

Sống với mọi người.

- Nuôi loại gia súc nào:
  - Cần đến mình.
  - Thương mến mình.
  - Làm mình sung sướng.
  - Luôn ở gần mình.
  - Làm mình bận rộn.
- Làm việc bán-thời-gian để được năng động. Đây là phương cách hữu hiệu để gặp bạn mới và kiếm thêm tiền.

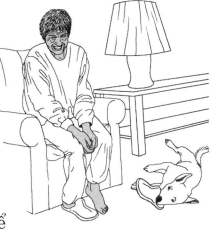

Nuôi gia súc.

- Làm một số việc cho vui. Học một lớp học tại trung tâm cao niên địa phương hoặc đại học cộng đồng.
- Đừng bị dằn vặt nếu có đôi lúc quí vị quên công việc. Đây là chuyện bình thường.

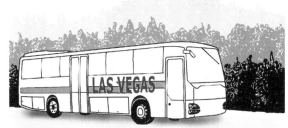

- Đi chơi bằng xe chuyên chở (bus) và ngắm nhìn điều mới lạ.

Khi nào tôi phải gọi bác sĩ hoặc y tá?

- Lúc nào quí vị cũng buồn.
- Quí vị thấy không còn lý do để sống.
- Quí vị có vấn đề về sức khỏe, như không nghe rõ, không nhìn rõ, khiến quí vị không còn hưởng thụ được cuộc sống.

Tình Dục và Hoạt Động Tình Dục

Thế nào là tình dục và hoạt động tình dục?

Đây là những cảm giác chúng ta nhận được khi sờ chạm và tiếp xúc thân mật với thân thể người khác.

Tôi cần biết những gì?

- Các nghiên cứu cho thấy nhiều người cao niên thích tình dục cho đến lúc chết. Họ muốn có sinh hoạt đó, và thích thú với nó. Nhiều người cao niên khác không cần tình dục vẫn sống cuộc đời hạnh phúc.

- Tuổi tác đem đến các thay đổi trong cơ thể. Các diễn biến này thay đổi việc cảm nhận tình dục, đồng thời cũng thay đổi cả hoạt động tình dục ở người cao niên.

- Sau đây là những thay đổi xảy ra đối với nam giới khi về già:

  - Họ cần phải xoa nắn dương vật nhiều hơn mới cương cứng được.

  - Dương vật có thể không cương, hoặc không giữ cứng.

  - Có thể có ít tinh trùng hơn, hoặc không còn tinh trùng.

- Sau đây là những thay đổi xảy ra với nữ giới:
  - Có ít kích thích tố dục tình hơn, khiến nhiều phụ nữ mất hứng thú đối với tình dục.
  - Phụ nữ cần nhiều thì giờ trước khi sẵn sàng giao hợp.
  - Bắp thịt âm hộ ít tác động hơn.
  - Thành âm hộ mỏng hơn. Tiết ra ít chất dịch hơn trong lúc giao hợp.
  - Da ở nhiều phần thân thể, như nhũ hoa, có thể mềm nhũn. Chạm vào nhũ hoa có thể đau.
- Bệnh tật và thuốc men thay đổi cách cảm nhận và hoạt động tình dục ở người cao niên.
- Bệnh phong thấp gây ra đau đớn và cứng đơ, có thể làm cho việc giao hợp đau đớn hoặc khó khăn.
- Các bệnh như tiểu đường và đau tim có thể làm mất sự ham muốn. Những bệnh này có thể khiến việc giao hợp khó khăn.
- Một vài thứ thuốc làm mất sự ham muốn. Người dùng thuốc không thể giao hợp được.
- Giải phẫu ung thư nhiếp hộ tuyến có thể làm quí ông khó cương cứng.
- Có nhiều cách giúp người cao niên hưởng thụ tình dục. Tình dục không phải là "chúng ta làm giỏi thế nào". Tình dục là tỏ tình yêu thương và cảm thấy sung sướng ở bên người khác.
- Có nhiều cách giao hợp. Một số người được thỏa mãn qua việc tự sờ soạng và thủ dâm.

- Một số người dùng miệng và lưỡi đặt trên dương vật hoặc âm hộ để gây khoái lạc cho người bạn tình. Dùng bao cao su, hoặc bọc răng, nếu đây không phải là người bạn tình lâu năm. Nhớ tắm rửa và lau sạch các bộ phận sinh dục.

- Người cao niên giao hợp với nhiều người hoặc với người bạn tình mới cần phải dùng bao cao su. Những bệnh như AIDS và giang mai có thể truyền qua hoạt động tình dục. Những bệnh này gọi là bệnh hoa liễu, hay STD (bệnh truyền nhiễm qua đường sinh dục). Tuổi tác không làm quí vị tránh khỏi STD.

- Một số đàn ông không cương lên được. Có nhiều phương cách mới để giúp họ. Quí ông nên hỏi bác sĩ về những điều có thể giúp họ.

- Viagra là loại thuốc mới cho đàn ông. Thuốc này có thể giúp họ cương cứng. Hỏi bác sĩ về việc dùng Viagra.

- Hút thuốc không tốt cho sự cương cứng, làm giảm lượng máu truyền vào dương vật. Muốn cương cứng, dương vật cần có nhiều máu.

- Kích thích tố đàn bà giúp phụ nữ bớt đau khi giao hợp. Một trong các chất này là Estrogen. Bác sĩ cần cho toa để mua thuốc này.

- Nhiều quảng cáo trên báo chí, TV, Internet về thuốc viên, kem, và nhiều chất khác có thể giúp ích cho việc giao hợp. Hỏi bác sĩ về những điều nên làm.

Tôi có thể làm gì cho chính mình?

- Đọc để biết các thay đổi bình thường xảy ra cho cơ thể mình và cơ thể người bạn tình.

- Đọc sách về tình dục. Thử các vị thế giao hợp khác. Dùng gối kê để hỗ trợ khớp xương.

- Phụ nữ có thể dùng các loại "jelly" (dạng thạch) chế từ nước giúp cho hoạt động tình dục thoải mái hơn. Quí vị có thể mua các thứ này ở các nhà thuốc tây. Chúng mang các nhãn hiệu như sau: "Personal Lubricant" (chất nhờn cá nhân), "Lubricating Jelly" (thạch nhờn) hoặc "Vagina Lubricant" (chất nhờn âm hộ).

Dùng chất nhờn trong khi giao hợp.

- Đến gặp bác sĩ nếu bị són nước tiểu trong khi giao hợp.

- Hỏi bác sĩ về các thứ thuốc đang dùng. Chúng có làm cho quí vị giao hợp khó khăn không? Hãy nêu thắc mắc này trong lần khám sắp tới.

- Hỏi bác sĩ về các vấn đề sức khỏe của mình. Chúng ảnh hưởng tới tình dục ra sao? Quí vị có thể làm gì? Nên cởi mở và thành thực với bác sĩ. Tìm sự giúp đỡ cần thiết.

- Tỏ cho người bạn tình biết là mình quan tâm.
  Sau đây là một vài việc có thể làm:

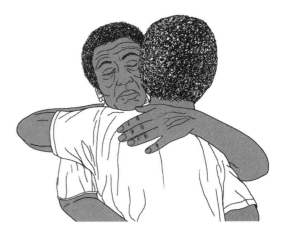

Tỏ tình yêu thương.

  - Ôm, hôn và nhẹ nhàng vuốt ve người bạn tình thật nhiều. Nắm tay. Làm những điều tỏ tình yêu thương.

  - Vuốt ve thân thể người bạn tình. Xoa lưng người đó. Dùng đầu ngón tay vuốt xuôi trên sống lưng người đó. Làm như vậy để tỏ tình yêu thương và muốn giao hợp.

  - Gửi thư tình. Biếu nhau những món quà nho nhỏ. Đi bộ dưới ánh trăng. Những điều này khiến quí vị muốn giao hợp.

- Giao hợp tốt nhất khi quí vị được nghỉ ngơi. Đừng hoãn việc giao hợp lại cho đến khi làm xong các việc vặt thường nhật. Sinh hoạt ngay khi quí vị và bạn tình cảm thấy ham muốn.

- Đừng hối hả giao hợp. Để đủ giờ kích thích nhau. Để thì giờ nói chuyện và sờ soạng nhau. Làm mọi việc từ từ, đều đặn.

- Tắt máy truyền hình và đừng trả lời điện thoại.

- Nhớ tắm rửa, đánh răng xúc miệng, gội hoặc chải đầu. Những điều này khiến người bạn tình muốn giao hợp với quí vị.

- Nói chuyện với người bạn tình về tình dục. Dùng một tấm hình hoặc một điều thấy trên truyền hình để khơi mào câu chuyện.

  - Nói về những gì làm quí vị thích thú.

  - Tìm xem bạn tình thích gì.

  - Nói về việc thử những điều mới lạ.

- Biến giường và phòng ngủ thành một nơi ái ân. Tốt nhất nên dùng giường đôi.

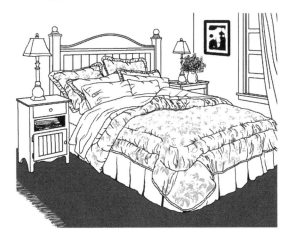

- Nhiều điều có thể làm để đưa mình vào trạng thái sẵn sàng giao hợp, như:

Biến phòng ngủ thành nơi ái ân.

  - Xem một phim gợi tình.

  - Đọc sách gợi tình.

  - Tắm nước nóng.

  - Không mặc quần áo khi vào giường.

  - Vặn nhạc êm dịu.

Khi nào tôi phải gọi bác sĩ hay y tá?

- Quí vị không cảm thấy hài lòng với đời sống tình dục của mình.

- Đời sống tình dục của mình làm người bạn tình không hài lòng.

- Khó giao hợp. Quí vị không biết làm gì.

- Trước bất cứ một cuộc giải phẫu nào. Hãy hỏi về ảnh hưởng của giải phẫu đối với đời sống tình dục của quí vị.

- Quí vị có các câu hỏi hoặc thắc mắc khác về tình dục.

Chăm Sóc Bàn Chân

Chăm sóc bàn chân là gì?

Nghĩa là phải đặc biệt chăm sóc đôi chân khi cao tuổi.

Tôi cần biết gì?

- Đôi chân của quí vị thay đổi khi cao tuổi.

  - Chất mỡ đệm dưới bàn chân mỏng dần.

  - Da trở nên khô.

  - Móng chân dầy hơn. Dễ gẫy móng. Móng có thể bị nhiễm trùng nấm.

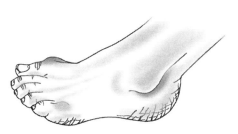

  - Móng chân khó cắt.

  - Bệnh phong thấp làm bàn chân cứng đơ và đau.

  - Hình dạng bàn chân thay đổi khi quí vị lớn tuổi. Chúng có thể dài hơn và rộng hơn.

- Người cao niên cần chăm sóc bàn chân mình cẩn thận.

- Người có bệnh tiểu đường càng cần săn sóc bàn chân. Các vết cắt nhỏ hoặc vết đau không dễ lành. Chúng có thể làm độc.

- Nhiều nhân viên y tế được huấn luyện đặc biệt về các bệnh bàn chân. Họ được gọi là Podiatrist (bác sĩ chuyên khoa bàn chân). Họ trị các chứng da nổi cục và da chai, đau chân, và nhiều bệnh khác về chân. Họ có thể viết toa mua thuốc. Họ cũng có thể giải phẫu, nhưng chỉ giải phẫu bàn chân.

- Tốt nhất nên gặp bác sĩ gia đình trước. Nếu nằm trong Chương Trình Y Tế Quản Trị Medicare, quí vị cần có giấy giới thiệu mới đi bác sĩ chuyên khoa bàn chân được.

Tôi có thể làm gì cho chính mình?

- Nếu có bệnh tiểu đường, quí vị cần chăm sóc bàn chân mình thật kỹ. Sau đây là một số việc cần làm:

  - Đừng đi chân không. Chân có thể bị tổn thương. Luôn luôn mang giầy.

  - Luôn luôn giữ bàn chân sạch sẽ và khô ráo.

  - Kiểm soát bàn chân mỗi ngày xem da có bị nứt hoặc vết đau mở miệng không. Gọi bác sĩ ngay nếu thấy có vết đỏ hoặc chỗ nứt trên da.

Các cụ cao niên đều cần theo các lời khuyên sau đây về việc chăm sóc bàn chân:

Giầy

- Giầy phải vừa vặn.

- Đo bàn chân mỗi khi mua giầy. Thử cả hai chiếc giầy trước khi mua.

- Nhớ để chỗ cho các ngón chân cử động. Cần phải có khoảng trống chừng nửa inch giữa ngón chân dài nhất và đầu mũi giầy. Khoảng trống này rộng tương đương với ngón tay cái của quí vị

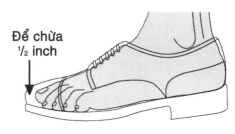

Để chừa ½ inch

- Mua giầy vào giờ muộn muộn trong ngày. Bàn chân quí vị thường sưng phồng lên trong ngày.

- Đế giầy không cao quá 1.5 inches. Đừng đi giầy cao hơn mức đó. Những đôi giầy loại này sẽ dồn hết sức nặng thân thể về phía đầu bàn chân.

- Đừng đi cùng một đôi giầy trong 2 ngày liền.

- Mua giầy mới để tập thể dục mỗi năm. Miếng đệm giầy thể thao hay bị mòn.

- Mua loại giầy xỏ chân (slip-on) nếu khó cúi người xuống.

- Mua giầy có giây cài Velcro nếu quí vị không buộc được giây giầy.

Da nổi cục và da chai

- Da nổi cục và da chai là những lớp da chết. Chúng tích lũy dần để bảo vệ xương dưới lớp chai.

- Đây là dấu hiệu cho thấy giầy của quí vị không vừa.

- Đừng cố tự mình cắt da nổi cục hoặc chỗ da chai.

- Ngâm chân vào nước ấm (không nóng). Nhúng khuỷu tay vào trước để thử nước.

- Dùng một viên đá bọt nhẹ nhàng chà chỗ da chai hoặc nổi cục.

- Dùng miếng đệm giầy đệm bàn chân. Mua các loại đệm nhét vào trong giầy được.

- Gặp bác sĩ chuyên khoa bàn chân nếu cần trị các chỗ da nổi cục và da chai.

Da

- Da bàn chân trở nên khô dần cùng với tuổi tác. Da không còn căng như trước.

- Rửa bàn chân mỗi ngày. Lau thật khô giữa các ngón chân.

- Đi vớ sạch mỗi ngày.

- Bôi kem hoặc thuốc thơm vào chân mỗi đêm.

- Đi vớ vải bông (cotton) nếu chân ra mồ hôi.

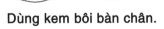

Dùng kem bôi bàn chân.

- Đừng đi giầy không vớ. Quí vị có thể bị giộp chân.

Móng chân

- Cắt móng chân theo chiều ngang. Dùng kéo cắt móng. Đừng cắt tròn cạnh. Có thể giũa những cạnh còn sắc.

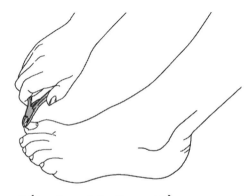

Cắt móng chân theo chiều ngang.

- Móng chân có thể dầy lên vì nấm. Quí vị có thể phải nhờ người giúp cắt những móng dầy. Nói chuyện với bác sĩ gia đình về việc đi bác sĩ chuyên khoa bàn chân.

Máu luân chuyển xuống chân

- Một vài loại thuốc khiến cẳng chân sưng lên.
- Đừng đi nịt vớ (garters), vớ quá chặt, hoặc vớ giãn đầu.
- Đừng bắt chéo cẳng chân (bắt chân chữ ngũ).
- Khi đi du lịch, đứng dậy và đi loanh quanh mỗi giờ đồng hồ một lần. Làm như vậy máu sẽ luân chuyển trong cẳng chân và bàn chân.

Khi nào tôi phải gọi bác sĩ hoặc y tá?

- Khi có vết đứt hoặc chỗ đau trên bàn chân không khỏi được.
- Muốn cắt da nổi cục hoặc da chai.
- Muốn cắt móng chân quá dầy.
- Bị đau ở chân hoặc bắp vế khi bước đi.

Tự Khám

Thế nào là tự khám?

Tự khám có nghĩa là kiểm soát cơ thể của mình để tìm các thay đổi có thể là dấu hiệu ung thư.

Tôi cần biết những gì?

- Kiểm soát da mỗi tháng. Tìm các chỗ phồng, chỗ đau, và những gì trông không bình thường. Đọc phần nói về các thay đổi của da ở trang 177.

- Phụ nữ phải khám nhũ hoa hàng tháng. Phụ nữ tự làm việc này tốt hơn cả. Họ biết nhũ hoa của mình cảm giác ra sao. Họ cảm được sự thay đổi. Phụ nữ có thể tìm ra được nhiều bướu trong ngực hơn là các bác sĩ tìm cho họ.

- Đa số bướu trong ngực không phải là ung thư.

- Ung thư nhũ hoa thường xảy ra hơn sau khi tắt kinh.

Tôi có thể làm gì cho chính mình?

- Xem xét da mỗi tháng. Tìm các chỗ phồng và chỗ đau. Cởi hết quần áo đứng trước một tấm gương. Bật đèn và đeo kính lên.

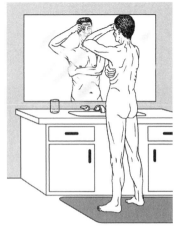

Tìm xem có bị ung thư da không.

138

- Nếu có bạn tình, quí vị và người tình hãy xem xét cơ thể nhau. Xem xét da từ đầu đến chân.

- Là người cao niên, thời gian tốt nhất để quí vị tự khám nhũ hoa là ngày đầu tiên trong tháng. Mỗi tháng tự khám vào cùng một ngày. Điều này giúp quí vị nhớ kiểm soát.

Tự khám nhũ hoa:

- Nằm xuống. Kê một cái gối dưới vai trái. Để cánh tay trái ra đằng sau đầu. Nếu không thể để cánh tay sau đầu, hãy để tay cách xa thân thể.

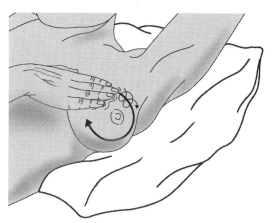

Sờ xem có bướu ở nhũ hoa không.

- Dùng phần thịt trên đầu 3 ngón giữa ở bàn tay phải. Phần thịt là phần đốt trên cùng của mỗi ngón tay. Sờ tìm bướu, hoặc chỗ dầy lên bên ngực trái.

- Ấn mạnh đủ để biết nhũ hoa của mình ra sao. Nếu không biết chắc mình phải ấn mạnh đến thế nào, yêu cầu bác sĩ hoặc y tá chỉ cho. Tìm xem nhũ hoa của mình bình thường ra sao. Một lần cứng ở vòng cung bên dưới của mỗi nhũ hoa là bình thường.

- Sờ quanh nhũ hoa theo hình tròn. Bắt đầu ở núm vú. Nhớ xem xét hết. Cần sờ tìm bướu ở hai bên nách nữa.

- Bây giờ dùng tay trái xem xét nhũ hoa bên phải bằng cùng cách thức như trên.

- Đồng thời, soi gương nhìn nhũ hoa. Tìm các thay đổi trên hình dáng nhũ hoa của mình.

- Nếu nhũ hoa bị xệ, lấy hai tay lăn tròn nhũ hoa.

- Nếu không biết tự khám ngực, hãy xin bác sĩ hoặc y tá chỉ cách cho.

Khi nào tôi phải gọi bác sĩ hoặc y tá?

- Khi quí vị tìm thấy bướu trong ngực. Quí vị muốn bác sĩ khám lại.

- Quí vị không biết cách khám nhũ hoa của mình.

- Quí vị tìm thấy chỗ phồng trên da trông không bình thường.

Chất Rượu

Thế nào là chất rượu?

Chất rượu là bia, rượu, và rượu mạnh. Chất rượu giống như thuốc. Chất này làm óc hoạt động chậm lại. Chất này có thể khiến người cao niên bị té ngã nhiều hơn và gặp tai nạn nhiều hơn.

Tôi cần biết những gì?

- Có thể uống chút ít chất rượu được. Uống nhiều quá luôn luôn không tốt.
- Một ly chứa chất rượu tương đương với:
  - 5 ounces rượu,

    HOẶC
  - 1½ ounces rượu mạnh

    HOẶC
  - 12 ounces bia.

Uống một ly chứa chất rượu là:

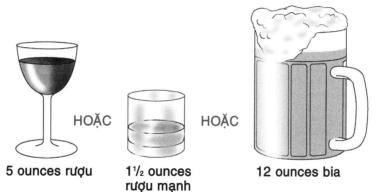

5 ounces rượu   HOẶC   1½ ounces rượu mạnh   HOẶC   12 ounces bia

- Khi quí vị về già, cơ thể thay đổi. Cơ thể không tiêu thụ chất rượu giống như khi quí vị còn trẻ.

- Chất rượu không hòa lẫn với thuốc uống. Uống rượu khi uống thuốc có thể khiến chúng ta ngã bệnh.

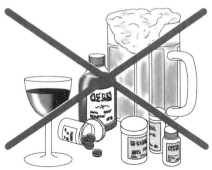

Đừng trộn lẫn.

- Chất rượu trở thành thói xấu đối với một số người. Đây là chứng nghiện rượu. Sau đây là một số dấu hiệu cho thấy quí vị hoặc một người khác đã bị nghiện rượu:

  - Uống để quên buồn, để làm dịu thần kinh, hoặc để quên lo lắng.

  - Không muốn ăn.

  - Uống ực một hơi nhanh.

  - Nói dối để che dấu số lượng rượu đã uống.

  - Uống một mình nhiều hơn trước.

  - Làm thương tổn mình hoặc người khác trong khi uống rượu.

  - Say rượu trên 3 hoặc 4 lần một năm.

  - Thấy tức giận hoặc cáu kỉnh khi không được uống.

  - Có vấn đề sức khỏe, xã hội, hoặc tiền bạc do rượu gây ra.

- Một số người cao niên bị nghiện ngập. Họ có thể uống để quên những đổi thay lúc về già. Chẳng hạn:
  - Họ không còn làm việc nữa.
  - Họ bị buồn phiền vì cái chết của bạn bè hoặc người thân trong gia đình.
  - Họ có quá ít tiền.
  - Sức khỏe của họ đang suy yếu.
- Rượu có thể làm người ta hay quên và lẫn lộn.

Tôi có thể làm gì cho chính mình?

- Đến gặp bác sĩ nếu quí vị nghĩ rằng mình bị nghiện rượu.

Khi nào tôi phải gọi bác sĩ hoặc y tá?

- Khi quí vị muốn biết có thể uống được bao nhiêu rượu khi đang uống thuốc theo toa bác sĩ.
- Quí vị nghĩ rằng mình bị nghiện rượu.

Những Thay Đổi Bình Thường Theo Tuổi Tác 6

Ghi Chú

Bệnh Phong Thấp

Thế nào là bệnh phong thấp?

Phong thấp là sưng, nhức và đau ở các khớp xương. Viêm xương khớp là một loại phong thấp thông thường. Bệnh đến cùng với tuổi già. Hầu như mọi người đều bị bệnh này.

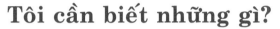

Tôi cần biết những gì?

- Viêm xương khớp xảy ra khi các khớp bị mòn. Đây là lý do chính khiến người ta trở nên ít hoạt động hơn khi lớn tuổi.

- Dấu hiệu phong thấp là đau đớn và cứng đơ nơi các đầu khớp. Khớp có thể bật ra và gẫy.

- Người bị phong thấp cần hoạt động luôn. Các đầu khớp bị cứng đơ và yếu nếu không dùng đến chúng.

- Đi bộ và đi bơi rất có ích đối với người bị phong thấp. Hãy làm một trong 2 điều này ít nhất 3 lần 1 tuần, mỗi lần 30 phút.

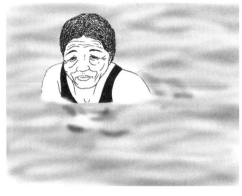

Bơi lội có ích cho người bị phong thấp.

- Hội Phong Thấp (Arthritis Foundation) có những lớp thể dục dưới nước tại nhiều chi nhánh YMCA và các trung tâm khác. Sinh hoạt ở đây lành mạnh và vui tươi. Đây cũng là một phương cách tốt đẹp để gặp gỡ các vị cao niên khác.

- Người bị phong thấp cần mang giầy đi bộ dẹt đế mềm. Loại này khiến các khớp xương ít bị căng thẳng. Giầy có mũi cao và đế bằng da sẽ quá cứng cho các khớp xương.

- Bệnh phong thấp càng nặng hơn nếu quí vị bị mập phì. Trọng lượng dư đè nặng trên xương hông, đầu gối và mắt cá chân.

- Một số bác sĩ thấy rằng các chất acid béo Omega-3 tốt cho người bị phong thấp. Các Acid này có trong cá nước lạnh, như cá hồi (Salmon) hoặc cá trích (Herring). Các tiệm thực phẩm dinh dưỡng có bán những thứ như dầu anh thảo (primrose) và dầu hạt lanh (flax seed). Những thứ này có cùng loại acid béo Omega-3.

- Chườm nước đá lên khớp xương khoảng 20 phút sau khi tập thể dục. Làm như vậy có thể bớt đau và sưng.

- Có những loại thuốc chữa phong thấp mua không cần toa bác sĩ (OTC). Các loại thuốc này gồm có Aspirin, Tylenol, Advil, Nuprin, và Aleve. Tuy nhiên chúng có thể làm đau dạ dầy. Hỏi bác sĩ gia đình xem thuốc nào tốt nhất cho quí vị.

Tôi có thể làm gì cho chính mình?

- Điều quan trọng nhất là phải luôn hoạt động. Tập thể dục 3 lần một tuần. Thể dục giữ cho bắp thịt khỏe mạnh. Bắp thịt khỏe mạnh hỗ trợ vững vàng hơn cho các khớp xương

- Tìm các lớp thể dục tại địa phương do Hội Phong Thấp (Arthritis Foundation) tổ chức.

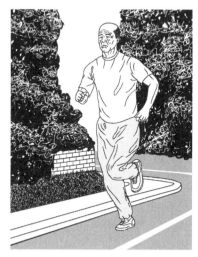

Năng hoạt động.

- Luôn luôn mang loại giầy đi bộ tốt. Tránh giầy cao gót.

- Giảm cân nếu cần. Chỉ cần giảm độ 5–10 pound, các khớp xương trong người sẽ được nghỉ ngơi.

- Hỏi bác sĩ về những thứ thuốc uống chữa bệnh phong thấp. Nói chuyện với bác sĩ về các loại dược thảo chữa bệnh.

Khi nào tôi phải gọi bác sĩ hoặc y tá?

- Khi các khớp xương tấy đỏ, phồng lên, đau nhức.

- Đau nhức hoặc cứng đơ khớp xương khiến quí vị không làm việc được.

- Khi muốn biết có thể uống thuốc nào để chữa các cơn đau khớp xương.

Táo Bón

Thế nào là táo bón?

Táo bón là phân khô cứng khó đẩy ra khỏi cơ thể. Phân có thể nhỏ hơn bình thường. Quí vị cảm thấy mình chưa đi ra hết phân.

Tôi cần biết những gì?

- Ruột chuyển động chậm lại khi người ta có tuổi.

- Một số người 2 hoặc 3 ngày mới đi cầu một lần. Một số khác có thể đi tới 2 hoặc 3 lần một ngày. Cả 2 trường hợp đều là bình thường.

- Nếu phân cứng phải rặn mạnh để đẩy ra là không bình thường.

- Thử dùng thuốc nhét hậu môn Glycerin. Thuốc này được nhét vào trong phần hậu môn. Thuốc có thể làm phân mềm ra. Thuốc giúp đẩy phân ra dễ hơn.

- Có nhiều lý do khiến quí vị bị táo bón:
  - Không uống đủ, như nước hoặc nước ép trái cây.
  - Không tập thể dục đủ.
  - Không ăn đủ chất xơ trong thực phẩm.
  - Một vài loại thuốc.
  - Tinh thần căng thẳng
  - Không để thì giờ đi cầu khi vừa muốn đi.

- Những loại đồ ăn sau đây có thể làm quí vị táo bón nếu ăn thường xuyên:
  - Phó mát cứng
  - Cơm
  - Mì ống
- Một số loại thuốc có thể làm quí vị bị táo bón nhiều:
  - Thuốc viên có chất sắt
  - Thuốc trị tiêu chảy mua không cần toa bác sĩ (OTC)
  - Một vài loại thuốc viên trị cao máu
  - Một vài loại thuốc trị suy nhược tinh thần
  - Một vài loại chống acid (Antacid) mua tự do tại quầy
  - Một vài loại thuốc trị bệnh Parkinson
  - Một vài loại thuốc trị đau do bác sĩ cho toa, như:
    - Codeine – chứa trong một số loại thuốc ho và thuốc trị đau.
    - Darvon (propoxyphene)
    - Vicodin (hydrocodone)
    - Demerol (meperidine)
    - Morphine
  - Thuốc viên có chất sắt và thuốc Pepto-Bismol khiến phân có màu đen.

Tôi có thể làm gì cho chính mình?

- Điều tốt nhất quí vị có thể làm là ăn các loại thực phẩm nhiều chất xơ.

  - Mận khô
  - Trái cây sấy khô, như trái mơ hoặc nho khô
  - Thực phẩm nguyên hạt như yến mạch (oatmeal) và bánh lúa mạch nguyên hạt
  - Trái cây tươi và rau tươi
  - Ngũ cốc
  - Các loại hạt

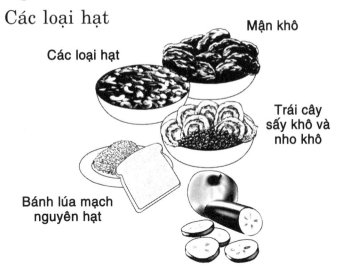

Mận khô

Các loại hạt

Trái cây sấy khô và nho khô

Bánh lúa mạch nguyên hạt

Trái cây tươi và rau tươi

- Đọc về các loại thực phẩm nhiều chất xơ ở trang 106.

- Nói chuyện với bác sĩ nếu quí vị cảm thấy thuốc đang uống làm mình táo bón.

- Mỗi ngày hoạt động nhiều hơn. Đi bộ nhanh hoặc đi bơi đều tốt.

- Uống 6 tới 8 ly nước mỗi ngày. Nếu bác sĩ bảo hạn chế dùng đồ lỏng, hỏi xem quí vị có thể làm gì để khỏi táo bón.

- Uống nước ấm hoặc nóng khi mới thức dậy. Đừng bỏ điểm tâm.

- Tập đi cầu vào cùng giờ mỗi ngày. Sau đây là những điều có thể làm:

  - Ngày nào cũng đi cầu vào cùng một giờ nhất định. Đi cầu sau bữa sáng là tốt nhất.

  - Không cần chờ tới khi mót cầu mới đi.

  - Ngồi trên bàn cầu chừng 15 phút. Cơ thể sẽ tự động thải ra nếu quí vị ngồi nghỉ ngơi.

  - Đừng cố rặn.

  - Nếu phân không ra, thử đi cầu một lần nữa khoảng 20 phút sau bữa ăn kế tiếp.

- Đừng bỏ qua lúc mót đi cầu.

- Dùng các thứ thuốc làm mềm phân hoặc nhuận trường nhẹ trong 2 hoặc 3 ngày mà thôi.

- Dùng các thuốc nhuận trường dạng xơ như Metamucil. Các thứ thuốc này có dạng bột hoặc dạng viên. Nhớ uống nhiều nước khi dùng thuốc nhuận trường. Các thứ thuốc này không có hiệu quả nếu không uống nhiều nước.

- Cám mới lấy từ nhà máy xay, chưa chế biến, cung cấp thêm chất xơ trong thực phẩm. Quí vị có thể mua thứ này từ các tiệm tạp hóa. Cám không đắt. Chúng không có mùi vị gì.

- ■ Pha lẫn với nước táo xay nhuyễn hoặc nước mận.

- ■ Uống 1 hoặc 2 muỗng canh một lần mỗi ngày. Có thể tăng lên 3 lần một ngày.

- ■ Uống một ly nước đầy sau khi ăn thực phẩm có cám.

- ■ Khi mới bắt đầu dùng chất cám từ nhà máy xay, quí vị có thể cảm thấy no. Cảm giác này sẽ biến đi.

- ■ Thử cho cám vào ngũ cốc hoặc thêm vào đồ ăn đã nấu chín.

- Nếu những thứ này không có hiệu quả, có thể dùng 2 viên Senokot hoặc sữa Magnesia vào buổi tối.

- Dùng thuốc nhét hậu môn Glycerine.

- Đừng dùng dầu thầu dầu (castor oil), Dulcolax, hoặc chất thụt. Những thứ này quá mạnh.

- Đừng dùng muối Epsom hoặc dầu muối khoáng làm chất nhuận trường.

Khi nào tôi phải gọi bác sĩ hoặc y tá?

- Khi thói quen đi cầu thay đổi.
- Trước khi tự chữa bằng chất thụt.
- Khi có máu trong phân.
- Không đi cầu được trên 3 ngày.
- Bụng rất cứng.
- Bị đau nhiều trong bụng.
- Bị ói mửa.

Mắt Thay Đổi

Thế nào là mắt thay đổi?

Thị giác của chúng ta thay đổi theo tuổi tác. Người cao niên không nhìn rõ như khi họ còn trẻ.

Tôi cần biết những gì?

- Đôi mắt thay đổi khi người ta lớn tuổi. Một số thay đổi là điều bình thường. Một số khác có thể là dấu hiệu của nhiều vấn đề trầm trọng.

- Khi lớn tuổi, người ta khó nhìn rõ những vật ở gần. Đây là tình trạng viễn thị. Sau đây là những điều quí vị cần biết:

  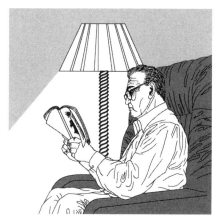

  Đeo kính và dùng đèn sáng khi đọc sách.

  - Tất cả những người cao niên đều bị chứng này.

  - Những vật nhỏ như chữ in trong sách bị mờ khi nhìn gần.

  - Đeo kính có thể giúp quí vị nhìn rõ những vật ở gần. Nếu mắt không có vấn đề gì khác, quí vị có thể mua kính ngay tại những tiệm thuốc tây.

  - Mắt có thể bị đau và đỏ lên sau khi đọc một lúc lâu. Tình trạng này gọi là mỏi mắt.

- Một số thay đổi không bình thường. Gọi bác sĩ ngay nếu bị một trong các chứng sau:

  - Nhìn một thành hai.

  - Mắt đau đớn nhiều.

  - Bỗng dưng không nhìn thấy nữa.

  - Mọi vật bỗng nhiên trở nên mờ.

  - Nhìn thấy chớp sáng hoặc hào quang.

  - Chất lỏng trong mắt chảy ra.

  - Mắt sưng hoặc đỏ.

- Có nhiều nhà cung cấp dịch vụ y tế chuyên chăm sóc mắt:

  - Bác sĩ đo kính – chuyên làm kính

  - Bác sĩ đo mắt – đo độ mắt cho vừa với kính đeo mắt hoặc kính gắn vào tròng mắt (Contact Lenses).

  - Bác sĩ nhãn khoa – là bác sĩ y khoa được huấn luyện thêm về mắt. Vị bác sĩ này có thể giải phẫu mắt và viết toa thuốc.

- Sau đây là danh sách các chứng bệnh về mắt mà người cao niên có thể bị. Các chứng này phải được bác sĩ chữa trị:

  Mắt cườm

  - Tròng đen bị đục. Tròng đen là phần màu đen nằm giữa mắt.

  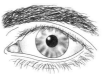

  Tròng đen
  bình thường.

  - Mọi vật trông mờ mờ.

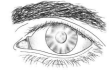

Tròng đen đục.

- Một mắt nhìn không rõ bằng mắt bên kia.

- Có thể chữa trị bằng giải phẫu. Bác sĩ lấy tròng đen đục ra và đặt tròng đen mới vào.

- Một số bệnh mắt cườm không ảnh hưởng nhiều vào thị giác. Không cần phải giải phẫu.

Bệnh tăng nhãn áp

- Dung dịch tích lũy trong hố mắt khiến quí vị cảm thấy có áp suất trong mắt.

- Bệnh này phần nhiều đến từ từ. Không đau đớn.

- Đôi khi áp suất tăng lên cùng một lúc. Mắt bị đỏ. Người bệnh có thể bị đau đớn nhiều.

- Quí vị cần biết ngay là mắt mình có bị tăng nhãn áp không. Chữa trị sớm có thể giúp quí vị không bị mù.

- Bệnh tăng nhãn áp được chữa trị bằng thuốc viên uống và thuốc nhỏ mắt. Đôi khi phải cần giải phẫu.

- Nếu không chữa trị, bệnh tăng nhãn áp có thể làm mù mắt.

Vết đục giáp mạc thoái hóa

- Một điểm trong mắt ngưng hoạt động. Điểm này giúp quí vị nhìn những vật nhỏ.

- Quí vị không nhìn thấy gì phía trước.

- Quí vị thấy một đốm đen ngay trước mặt.

- Thị giác quí vị mờ hoặc nhòe nhẹt.

- Bệnh này có thể chữa khỏi nếu bác sĩ tìm ra sớm.

Tôi có thể làm gì cho chính mình?

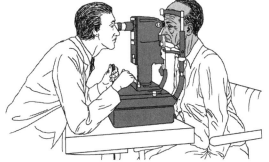

- Đi khám mắt hàng năm.

- Quí vị có thể làm một số điều sau đây để nhìn rõ hơn:

  - Bật nhiều đèn hơn trong nhà.

  - Dùng mầu sắc sặc sỡ trên tường, ghế, và các vật khác trong nhà.

  - Dùng mầu lạt trên tường, mầu đậm ở cửa. Làm cách này, quí vị nhìn mép cửa dễ hơn.

  - Dùng kính khuếch đại để đọc.

  - Mua sách và tạp chí in chữ lớn.

- Sau đây là vài điều quí vị có thể làm để giữ cho mắt không bị mỏi:

  - Khi làm những việc phải nhìn gần, mỗi 20 phút nên tạm nghỉ. Ngừng lại và nhìn ra xa 10 feet trong 30 giây. Điều này sẽ giúp mắt được nghỉ ngơi.

  - Đừng quên chớp mắt. Nhiều người thường nhìn chăm chú khi đọc sách, may vá, hoặc khi làm những việc cần nhìn gần. Chớp mắt làm cho mắt trở nên ướt.

  - Khi lớn tuổi hơn, quí vị có thể cần kính độ cao hơn. Nhớ coi kỹ xem kính có vừa vặn với mình không.

- Khi làm việc nhìn gần vào ban đêm, soi đèn vào việc đang làm. Cũng nên để đèn trong phòng. Mắt rất khó nhìn rõ nếu phòng tối.

● Nếu dùng máy điện toán, quí vị nên làm một số điều sau đây:

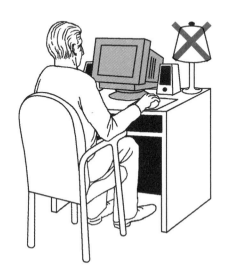

Đừng dùng đèn sáng chói gần máy điện toán.

  ▪ Ngồi thẳng trước máy. Đừng ngồi ở vị thế khiến cho cổ hoặc lưng bị mỏi.

  ▪ Để màn hình dưới tầm mắt mình 4 tới 9 inches. Quí vị phải nhìn xuống màn hình.

  ▪ Đừng để đèn sáng chói hoặc ánh mặt trời chiếu vào màn hình.

  ▪ Lau màn hình thường xuyên.

  ▪ Nếu viết thư, nên dùng loại chữ cỡ lớn. Cố dùng chữ cỡ 16 hoặc lớn hơn. Quí vị có thể làm cho cỡ chữ nhỏ đi sau khi đã viết xong và sẵn sàng để in thư.

  ▪ Mỗi 30 phút lại nghỉ một lần.

Khi nào tôi phải gọi bác sĩ hoặc y tá?

- Khi bỗng dưng quí vị không nhìn thấy.
- Thị giác bị mờ.
- Mắt bị đỏ hoặc sưng lên.
- Thị giác mỗi lúc một kém hơn.
- Mắt bị đau đớn.
- Nhìn thấy quầng tròn chung quanh ánh đèn.
- Mắt chẩy nước.

Lãng Tai

Thế nào là lãng tai?

Lãng tai là không nghe được. Đây là một vấn đề thông thường của giới cao niên.

Tôi cần biết gì?

- Ráy tai có thể làm lãng tai.
- Tiếng ồn phía sau càng khiến người lãng tai khó nghe được.
- Nhiều người nghe một bên tai rõ hơn.
- Sau đây là một vài dấu hiệu về lãng tai:
  - Khó nghe khi nói điện thoại.
  - Khó nghe tại những nơi ồn ào như nhà hàng.
  - Không hiểu khi có người nói chuyện với mình.
  - Mở truyền hình quá lớn đối với người khác.
  - Nhìn mặt người khác mới hiểu họ nói gì.
- Đối với một số người, uống các loại thuốc sau đây có thể làm lãng tai:
  - Thuốc Aspirin.
  - Một số loại thuốc phong thấp.
  - Một số loại thuốc kháng sinh.
  - Một số loại thuốc lợi tiểu.
  - Một số loại thuốc ung thư.

Lãng Tai

- Khi bị lãng tai, quí vị có thể tới những chỗ sau đây để nhờ giúp đỡ:

  - Bác sĩ gia đình có thể khám tai. Bác sĩ có thể làm thử nghiệm thính giác. Bác sĩ cũng có thể giới thiệu quí vị đi bác sĩ chuyên khoa tai.

  - Bác sĩ chuyên khoa Tai Mũi Họng (ENT) được huấn luyện thêm về các vấn đề tai mũi họng. Họ có thể biết tại sao quí vị bị lãng tai và làm sao để chữa bệnh.

  - Chuyên viên thính giác được tu nghiệp về thính giác. Họ thực hiện các thử nghiệm thính giác. Họ biết dụng cụ trợ thính có giúp quí vị nghe rõ hơn không.

  - Trung tâm trợ thính có bán và sửa chữa các dụng cụ trợ thính. Có nhiều loại dụng cụ trợ thính. Nhân viên trung tâm trợ thính sẽ tìm loại thích hợp nhất cho quí vị. Họ sẽ đo máy trợ thính cho vừa tai quí vị. Họ cũng sẽ chỉ cách dùng và chăm sóc máy trợ thính.

- Hãng điện thoại sẽ giúp người bị lãng tai dùng điện thoại. Nếu có giấy bác sĩ xác nhận, quí vị không phải trả thêm tiền cho dịch vụ này. Sau đây là một số dịch vụ công ty điện thoại cung cấp:

  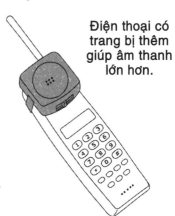

  Điện thoại có trang bị thêm giúp âm thanh lớn hơn.

  - Dụng cụ giúp âm thanh kêu to hơn.

161

- Chuông reo lớn tiếng.
- Ánh sáng chớp tắt khi điện thoại reo.

- Một số người luôn luôn nghe thấy tiếng động trong một tai, hoặc cả 2 tai. Tiếng động có thể nghe như tiếng rít, tiếng gầm, tiếng chuông reo, hoặc tiếng chim kêu chim chíp. Tình trạng này gọi là "tiếng leng keng trong tai", hoặc tiếng ù (tinnitus).

- Một số loại thuốc làm cho tiếng động trong tai nặng hơn.

Tôi có thể làm gì cho chính mình?

- Nếu không nghe rõ, hãy nói chuyện với bác sĩ gia đình. Xin bác sĩ khám tìm ráy tai.

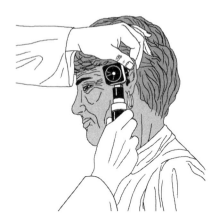

- Đừng dùng tăm quấn bông gòn, hoặc cây cặp tóc để ngoáy tai. Đừng bao giờ chọc vật gì vào trong tai. Hỏi bác sĩ xem cách nào ngoáy tai tốt nhất.

Xin bác sĩ khám xem có nhiều ráy tai quá không.

- Để ý xem tai nào nghe rõ hơn.
- Nếu bị ù tai, thử vặn máy phát thanh vào ban đêm. Làm như vậy có thể át được tiếng ù.

Lãng Tai

- Đeo máy trợ thính nếu có.

- Cho người khác biết là quí vị không nghe rõ. Cho họ biết những điều họ làm được để giúp quí vị nghe rõ hơn.

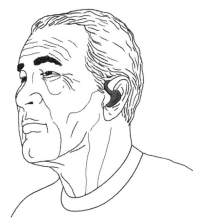

Đeo dụng cụ trợ thính.

- Những việc quí vị có thể làm để giúp mình nghe rõ hơn:

  - Tìm một nơi yên tĩnh khi muốn nói chuyện với người khác.

  - Yêu cầu người đó nhìn mình khi họ nói chuyện.

  - Xin người đó ngồi về bên tai quí vị nghe rõ hơn.

  - Tắt máy truyền hình hoặc các tiếng động khi đang ngồi với người khác.

  - Nếu có kính, hãy đeo lên. Nhìn người khác nói sẽ giúp quí vị nghe họ rõ hơn.

- Những điều quí vị có thể tự làm cho mình tại nhà:

  - Kéo ghế lại gần hơn.

  - Bật đèn sáng để nhìn mặt người khác.

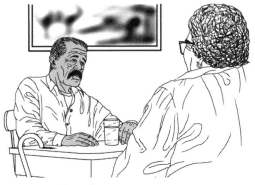

Ngồi đối diện với người khác.

- Dùng thảm, màn cửa, và ghế bằng vải. Những đồ vật này làm giảm tiếng ồn phía sau gây ra.

- Tìm hiểu về các dụng cụ giúp quí vị sử dụng điện thoại.

- Tìm hiểu về các loại đèn chớp sáng khi thức ăn trong lò nướng đã xong hoặc máy giặt đã dùng xong.

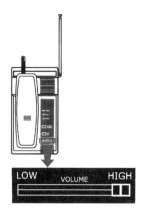

Để điện thoại ở nơi có thể vặn âm thanh lớn hơn.

• Những điều quí vị có thể làm khi đi ăn ở nhà hàng:

- Xin một bàn trong góc yên tĩnh. Đừng ngồi gần máy điều hòa không khí hoặc máy sưởi. Đừng ngồi giữa phòng.

- Cố đừng đến nhà hàng trong giờ đông khách.

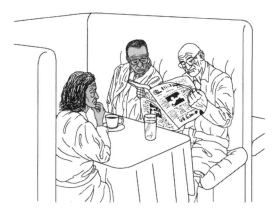

Tìm một góc yên tĩnh khi ăn ở tiệm.

- Để người khác ngồi ở bên tai nào quí vị nghe rõ nhất.

- Ngồi xây lưng vào tường.
- Hỏi người phục vụ xem các món đặc biệt có ghi trên thực đơn không.

- Những điều quí vị có thể làm để nghe rõ hơn khi đi xem xinê hoặc trong hí viện:
  - Hỏi xem rạp hát có hệ thống trợ thính đặc biệt không.
  - Hỏi xin máy trợ thính khi mua vé.
  - Nếu máy trợ thính không hoạt động, hãy cho người quản lý biết.

- Những điều quí vị có thể làm khi ở trong bệnh viện:
  - Nhớ cho mọi người biết quí vị bị lãng tai. Xin người y tá ghi trong hồ sơ bệnh lý của quí vị.
  - Nếu có máy trợ thính, hãy đeo vào. Mang thêm "pin" đến bệnh viện.
  - Đừng trả lời "có" hoặc đồng ý nếu không nghe thấy gì. Nói cho người khác biết nếu quí vị không nghe họ nói. Đừng ngại ngần xin họ nhắc lại cho đến khi quí vị hiểu được.
  - Để bút và giấy gần bên mình. Yêu cầu người khác viết xuống những gì quí vị không thể nghe được.

Khi nào tôi cần giúp đỡ?

- Khi việc lãng tai trở thành vấn đề cho quí vị.

- Nước từ trong tai tràn ra.

- Đau bên trong tai.

- Bị ù tai.

- Bị nhức đầu mà không hiểu tại sao.

- Bỗng dưng một bên tai, hay cả 2 bên tai không nghe được.

- Máy trợ thính không giúp quí vị nghe rõ hơn.

Gọi những nơi sau đây để xin giúp đỡ:

- Tự Giúp Cho Những Người Lãng Tai (Self Help for Hard of Hearing People) số 1-301-657-2248

- Viện Cải Thiện Thính Giác (Better Hearing Institute) 1-800-327-9355

Run Rẩy

Thế nào là run rẩy?

Run rẩy là đầu và chân tay lắc nhanh. Đầu có thể lắc từ bên nọ sang bên kia, hoặc gục xuống ngẩng lên. Đôi khi tiếng nói nghe run run. Run rẩy làm người ta khó xỏ kim, cầm ly nước, viết lách, hoặc cài nút áo.

Tôi cần biết những gì?

- Loại run rẩy này không giống như bệnh Parkinson.

- Bác sĩ không biết nguyên nhân gây nên chứng này.

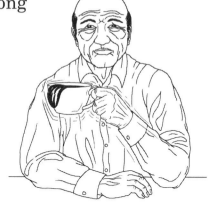

- Run rẩy có thể trở thành nặng hơn khi người ta có tuổi. Chứng này thể ngăn trở việc ăn uống, thay quần áo và viết lách.

- Tình trạng này có thể là di truyền.

- Đôi khi chứng run rẩy có thể trị bằng thuốc men.

- Người bị run rẩy có thể không muốn đi ăn uống ở nơi công cộng.

- Chữ viết của họ thường to và khó đọc.

- Chứng run rẩy có thể trở nên nặng hơn do một số sự kiện như:

- Căng thẳng
- Thiếu ngủ
- Mức đường trong máu thấp
- Một số loại thuốc

Tôi có thể làm gì cho chính mình?

- Ăn uống đều đặn và ngủ đủ giấc.
- Tập thể dục mỗi ngày.
- Cẩn thận khi uống đồ nóng. Chỉ đổ nước nửa ly để tránh bị phỏng vì nước tràn ra.
- Nếu run rẩy nhẹ và không gây phiền toái, quí vị không cần phải lo lắng gì. Tình trạng không đáng ngại.
- Nếu bị run rẩy tới mức khó làm được những việc đơn giản, hãy hỏi bác sĩ xem có thể làm gì. Sau đây là những điều nên hỏi:
  - Có thứ thuốc uống hoặc cách chữa nào tôi dùng được?
  - Có thứ thuốc nào tôi đang dùng gây ra chứng run rẩy này không?
  - Có được uống chút rượu để kiềm chế run rẩy không?

Khi nào tôi phải gọi bác sĩ hoặc y tá?

- Khi bắt đầu bị run rẩy.
- Chứng run rẩy gây phiền toái cho quí vị.
- Có thắc mắc về thuốc mình đang uống. Quí vị nghĩ rằng thuốc này có thể gây chứng run rẩy.

Chứng Hay Quên

Thế nào là chứng hay quên?

Hay quên là khó nhớ mọi việc.

Tôi cần biết những gì?

- Nhiều người cao niên hay quên mọi việc. Đây là điều bình thường. Người ta quên mọi việc dù ở bất cứ lớp tuổi nào là vì:
  - Có quá nhiều điều trong tâm trí.
  - Có thể không nhìn rõ.
  - Có thể không nghe thấy.
  - Cho rằng một việc nào đó không quan trọng.
  - Không chịu lắng nghe kỹ càng.
- Quí vị có thể hay quên tên.
- Nhiều vấn đề về trí nhớ có thể chữa được.
- Nói chuyện với bác sĩ hoặc y tá nếu quí vị nghĩ mình hay quên.

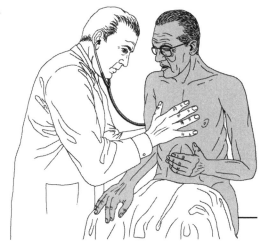

Nói chuyện với bác sĩ về chứng hay quên.

169

- Một số vấn đề y khoa có thể biến quí vị thành người hay quên như:
  - Vấn đề về tuyến giáp trạng.
  - Bị ráo nước trong người (cơ thể không đủ chất lỏng).
  - Ăn uống không đủ dinh dưỡng, không đủ chất bổ.
  - Bị tai biến mạch máu não.
  - Phản ứng mạnh với thuốc.
- Quí vị có thể bị chứng hay quên ngắn hạn vì các sự kiện sau:
  - Cảm thấy buồn rầu, cô đơn, hay lo lắng.
  - Bị căng thẳng.
  - Bị mệt mỏi.
  - Bị bịnh.
- Gia đình thường là nơi đầu tiên nhận ra chứng hay quên của người trong nhà.

Tôi có thể làm gì cho chính mình?

- Tập cố gắng nghĩ về từng việc một.
- Làm những việc khiến mình phải sử dụng trí óc. Việc này sẽ giúp trí óc chúng ta hoạt động.
- Ăn uống lành mạnh.
- Tập thể dục mỗi ngày.

- Dùng một cuốn lịch lớn để theo dõi các chương trình của mình.

- Có nhiều thú tiêu khiển.

- Tập nhớ bằng cách liên tưởng. Thí dụ, nếu quí vị gặp một người tên là Penny, hãy nghĩ tới đồng một cắc cũng gọi là penny. Trong trí tưởng, hãy liên kết tên Penny với đồng xu penny.

- Lập danh sách những điều phải làm.

- Luôn luôn trả đồ vật về chỗ cũ.

- Nghe truyền thanh và xem truyền hình.

- Xem lại sưu tập ảnh và kỷ yếu hàng năm.

- Ra ngoài, gặp gỡ người khác. Nói chuyện với người khác.

- Cắt các tranh hài hước, chuyện vui, và các hình ảnh vui. Chia xẻ những thứ này với bạn bè.

- Theo học các lớp dành cho người lớn.

- Gọi trung tâm cao niên hoặc đại học cộng đồng và hỏi về lớp luyện trí nhớ.

- Tham gia các trò chơi trên bàn.

- Làm những việc để thư giãn, như:
  - Đi bộ trong công viên.
  - Uống một tách trà.

- Đừng uống nhiều bia, rượu, rượu mạnh. Uống ít hơn 2 ly một ngày. Một ly có nghĩa là:

  Uống một ly chứa chất rượu là:

  - 5 ounces rượu

    HOẶC

  - 1½ ounces rượu mạnh

    HOẶC

  - 12 ounces bia.

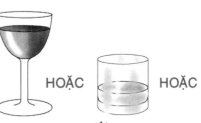

5 ounces rượu   HOẶC   1½ ounces rượu mạnh   HOẶC   12 ounces bia

- Đừng uống nhiều thuốc hơn mức cần thiết hoặc nhiều hơn lượng bác sĩ bảo uống.

- Dùng hộp đựng thuốc (pill box) để nhắc mình uống thuốc. Hộp đựng thuốc cũng cho quí vị biết là đã dùng một thứ thuốc nào đó hay chưa.

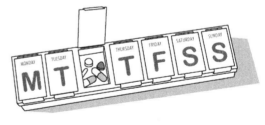

- Tìm sự giúp đỡ nếu lúc nào cũng thấy buồn.

- Nếu chứng hay quên không hết, cần đi gặp bác sĩ hoặc y tá. Cho bác sĩ hoặc y tá biết về những vấn đề quí vị gặp về trí nhớ.

Khi nào tôi phải gọi bác sĩ hoặc y tá?

- Khi bị té ngã hoặc bị xỉu.
- Khi lo lắng về tính hay quên của mình.
- Chứng hay quên xảy đến bất ngờ.

Giấc Ngủ Thay Đổi

Thế nào là giấc ngủ thay đổi?

Thói quen về giấc ngủ thay đổi theo tuổi tác.
Đa số người cao niên ngủ ít hơn. Trên 65 tuổi,
người cao niên chỉ cần ngủ 5 tới 7 tiếng một đêm.
Bệnh tật và thuốc men thường gây ra nhiều đổi
thay khác về giấc ngủ.

Tôi cần biết những gì?

- Đa số người cao niên gặp vài đổi thay về giấc ngủ.
  Họ có thể thức giấc nhiều hơn trong đêm.
  Họ không ngủ được ngon như trong trước.
  Họ có thể cảm thấy mệt mỏi vào ban ngày.

- Người cao niên thức giấc nhiều lần một đêm vì
  nhiều lý do. Có thể họ cần phải đi tiểu. Có thể họ
  bị đau, bị ợ chua, bị co rút bắp thịt (vọp bẻ).

- Một số người cao niên khó ngủ ban đêm.
  Điều này xẩy ra vì ban ngày họ không hoạt động.
  Họ ngồi tại ghế và ngủ gà ngủ gật cả ngày.

- Một số người cao niên nằm trong giường quá lâu.
  Đó có thể là dấu hiệu của suy nhược tinh thần.
  Nằm trên giường và ngủ hơn 7 hoặc 8 tiếng một
  ngày không tốt cho trí óc và cơ thể.

- Khó ngủ hoặc khó tỉnh táo được gọi là chứng mất
  ngủ (Insomnia). Những người bị chứng mất ngủ
  thường mỏi mệt vào ban ngày.

- Một vài loại thuốc, thức ăn hoặc thức uống có caffeine làm người ta tỉnh ngủ.

- Uống bia, rượu, rượu mạnh ban đêm có thể gây trở ngại cho giấc ngủ.

- Một vài loại thuốc ngủ có thể làm người ta ngầy ngật vào sáng hôm sau. Lái xe có thể không an toàn nếu uống thuốc ngủ đêm hôm trước.

Tôi có thể làm gì cho chính mình?

- Sau đây là bảng liệt kê những điều có thể làm để giúp quí vị ngủ được:

  - Ấn định giờ đi ngủ và giờ thức dậy.

  - Chỉ dùng giường để ngủ và giao hợp. Đừng xem truyền hình, viết thư, trả hóa đơn, hoặc làm những việc khác trên giường.

  - Đừng ăn nhiều vào giờ đi ngủ. Ăn nhè nhẹ đôi chút có thể giúp ngủ ngon.

  - Dùng màn cửa hoặc vải xậm màu che cửa sổ.

  - Đừng ngủ ban ngày. Nếu phải ngủ ban ngày, hạn chế trong 30 phút giữa 2 và 3 giờ chiều.

  - Uống rất ít nước sau 6 giờ chiều.

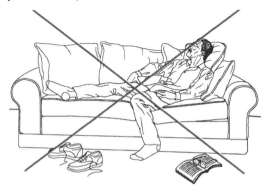

Đừng ngủ ngày.

- Nói chuyện với bác sĩ nếu quí vị cho rằng mình bị mất ngủ. Bác sĩ có thể tìm ra các lý do sức khỏe làm quí vị không ngủ được.

- Hỏi dược sĩ hoặc bác sĩ xem có phải vì một thứ thuốc đang uống khiến quí vị tỉnh ngủ ban đêm không.

- Sau khi vào giường, để ra ít nhất 20 phút cho mình ngủ được. Nếu không ngủ được, ngồi dậy đọc sách hoặc xem truyền hình. Trở về giường khi cảm thấy buồn ngủ.

- Giữ phòng ngủ mát mẻ. Tắt các đèn sáng. Thắp một ngọn đèn đêm nhỏ mà thôi.

- Tập thể dục ban ngày. Đừng tập thể dục trước giờ đi ngủ.

- Cố gắng tắm rửa hoặc đọc sách trước giờ đi ngủ để làm cho mình buồn ngủ.

- Đừng nghĩ về những điều làm mình bận lòng. Tự nhủ mình là sẽ không đem các mối lo vào giường.

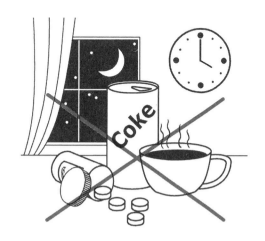

- Đừng uống cà phê, cola, hoặc uống thuốc có chất caffeine sau 4 giờ chiều.

- Đừng uống nhiều hơn 1 ly bia, rượu hoặc rượu mạnh vào buổi tối.

- Cẩn thận khi dùng thuốc ngủ. Thuốc ngủ có thể làm cho quí vị đi không vững. Thuốc ngủ có thể làm quí vị té ngã nếu thức dậy trong đêm. Thuốc ngủ cũng có thể làm quí vị cảm thấy ngầy ngật vào buổi sáng.

Khi nào tôi phải gọi bác sĩ hoặc y tá?

- Khi luôn luôn thấy mỏi mệt vì không thể ngủ được.

- Khi nghĩ rằng thuốc uống làm mình khó ngủ.

- Cơn đau khiến quí vị thức giấc vào ban đêm.

- Thức giấc nhiều lần mỗi đêm.

- Nằm trong giường 8 tiếng nhưng không thấy khỏe khoắn khi thức dậy vào buổi sáng.

Da Thay Đổi

Thế nào là da thay đổi?

Những thay đổi thông thường xảy đến cho da khi quí vị lớn tuổi. Da của quí vị trông và sờ không giống như trước.

Tôi cần biết những gì?

- Da là một trong những bộ phận trong cơ thể thay đổi nhiều nhất theo tuổi tác.

- Những thay đổi này xảy ra với bất cứ ai. Sau đây là một số thay đổi:

  - Da khô hơn và ít căng hơn.

  - Da lành chậm hơn.

  - Da mỏng hơn.

  - Lớp mỡ dưới da bắt đầu mỏng hơn.

  - Da trở nên lụng thụng. Bắt đầu chảy nhão.

  - Nếp nhăn ở khóe mắt.

  - Tóc bạc.

  - Da có đốm và nốt ruồi.

- Cùng với tuổi tác, da mất lớp dầu bên ngoài vốn để giữ nước. Biến chuyển này khiến da khô. Da khô có thể ngứa.

- Da có thể khô hơn vì các lý do sau:

  - Tắm nước nóng.

- Nước có chất sát trùng (chlorine), như nước hồ bơi.

- Nắng, gió, và mưa.

- Một vài loại thuốc.

- Một vài loại bệnh như tiểu đường, bệnh tuyến giáp trạng, bệnh thận.

• Các chất kem và thuốc thơm giúp da giữ được nước.

• Da quí vị dễ bị bầm vì có mỡ và ít chất đệm. Các vết bầm quí vị bị bây giờ không giống như những vết bầm khi còn trẻ. Vết bầm trên da người già có mầu hồng đậm hoặc mầu đỏ.

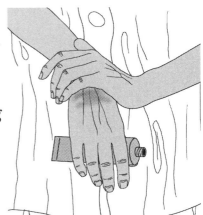

Dùng thuốc thơm thoa tay

• Người cao niên dễ bị ung thư da nếu ra ngoài ánh nắng mặt trời nhiều. Các bác sĩ cho rằng mặt trời là nguyên nhân của hầu hết các bệnh ung thư da.

• Người có nước da trắng cũng dễ bị ung thư da hơn.

• Hầu hết các bệnh ung thư da đều có thể chữa được nếu phát hiện sớm.

• Sau đây là một vài dấu hiệu ung thư da:

- Một cục u trên da lớn dần, trông như có ánh ngọc, trong, màu nâu, màu đen, hoặc nhiều mầu.

- Một nốt ruồi, vết chàm, hoặc nốt ruồi duyên đổi màu, lớn dần, hoặc có các cạnh sần sùi.

- Một đốm hoặc cục u tiếp tục bị ngứa, đau, có vỏ, có vẩy, hoặc chảy máu.

- Một vết thương không lành trong 2 hoặc 3 tuần lễ.

- Một vết thương lành rồi lại nứt ra.

- Hút thuốc không tốt cho da. Nó khiến cho da người trông như da súc vật đã thuộc và thành màu vàng.

- Da quanh mắt bắt đầu chảy xệ. Giải phẫu có thể chữa được. Bảo hiểm y tế Medicare sẽ trả tiền giải phẫu nếu lớp da ngăn cản tầm nhìn quá nhiều đến nỗi không lái xe được.

- Các loại giải phẫu khác làm căng lớp da chảy xệ trên mặt và cổ, gọi là căng da mặt. Đây chỉ là cách chữa ngắn hạn. Da sẽ chảy xệ trở lại. Bảo hiểm y tế Medicare và hầu hết các công ty bảo hiểm khác không trả tiền giải phẫu căng da mặt.

Tôi có thể làm gì cho chính mình?

- Sau đây là vài cách bảo vệ da tránh nắng và gió:

  - Bôi kem chống nắng có nồng độ SPF 15 hoặc cao hơn trước khi đi ra ngoài. SPF là chữ viết tắt của Sun Protection Factor (yếu tố chống nắng).

- Tránh ánh nắng mặt trời trực tiếp. Đội nón rộng vành che mặt, cổ và vai, hoặc che dù.

- Đội nón, đeo găng tay, và khăn quàng để bảo vệ da khi trời lạnh hoặc nhiều gió.

- Đừng ra ngoài nắng từ 10 giờ sáng đến 3 giờ chiều. Đây là lúc tia nắng mặt trời mạnh nhất.

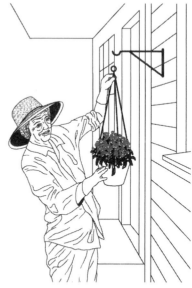

Đội nón rộng vành che mặt.

- Mỗi 3 ngày tắm một lần. Tắm nước ấm, đừng tắm nước nóng.

- Hút thuốc làm khô da. Nếu hút thuốc, nên ngưng hút.

- Sau đây là một số điều quí vị có thể làm để giữ cho da khỏi khô hơn:

  - Xà bông làm khô da. Chỉ dùng xà bông trên các phần cơ thể có mùi hôi– dưới nách, bàn chân, háng. Dùng nước thường, ấm, xả phần còn lại của cơ thể.

  - Dùng kem hoặc thuốc thoa. Thoa trên cơ thể sau khi tắm để giữ nước trên da. Quí vị không cần phải mua các loại kem hoặc thuốc thoa đắt tiền. Quí vị có thể dùng loại rẻ tiền. Quí vị có thể dùng cả dầu Crisco.

■ Kem giữ độ ẩm trên da hiệu quả hơn thuốc thoa. Các loại thuốc mỡ hiệu quả hơn kem.

■ Đừng dùng dầu hoặc thuốc thoa nếu đi chân không trên sàn. Những thứ này có thể làm cho bàn chân quí vị trượt và té ngã.

■ Đừng dùng kem có chứa chất cồn. Chất cồn hay làm khô da.

■ Dùng dầu bôi môi hoặc son thoa môi.

■ Uống từ 6–8 ly nước một ngày, trừ khi bác sĩ khuyên không nên uống.

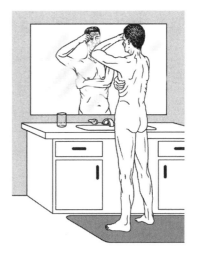

■ Dùng máy làm ẩm nếu không khí trong nhà bị khô.

● Cứ 6 tháng một lần phải xem xét da trên toàn cơ thể. Hãy tìm những dấu vết sau đây:

■ Các vùng sần sùi hoặc gồ ghề đỏ, lớn hơn đầu que diêm và không tan đi.

■ Da bị đỏ và ngứa.

■ Vết thương không lành trong 2–3 tuần lễ.

■ Da bị nứt hoặc chảy máu.

Xem xét da để tìm ung thư.

- Đốm đen hoặc nâu lớn hơn kích thước cục gôm trên đầu bút chì.

- Đốm đen hoặc nâu thay đổi màu sắc hoặc kích thước.

Khi nào tôi phải gọi bác sĩ hoặc y tá?

- Khi quí vị đã thử các loại kem và thuốc thoa mua không cần toa bác sĩ mà da vẫn khô hoặc ngứa.

- Cục u trên da hoặc vết thương làm quí vị lo lắng.

Nếm và Ngửi

Thế nào là nếm và ngửi?

Con người dần dần mất khả năng nếm và ngửi khi lớn tuổi.

Tôi cần biết những gì?

- Một vài loại thuốc men có thể làm thay đổi khả năng nếm của quí vị.
- Hút thuốc làm mất khả năng nếm và ngửi của quí vị.
- Không có cách nào chữa trị bệnh mất khả năng nếm hoặc ngửi.

Tôi có thể làm gì cho chính mình?

- Thử dùng các gia vị mạnh khi nấu nướng. Các thứ dược thảo như rau ngò, xả làm thức ăn thêm mùi vị và màu sắc.
- Đừng cho thêm muối vào thức ăn trừ khi bác sĩ cho phép.
- Nếu bị tiểu đường, hãy dùng các chất ngọt nhân tạo như Equal, hoặc Sweet n Low
- Thay đổi cách làm thức ăn. Thêm hạt dẻ vào ngũ cốc. Nướng bánh mì cho dòn lên.
- Dùng các thức ăn có màu sắc hơn, như củ cải đỏ và rau dền xanh.

- Trộn các thức ăn nóng và lạnh vào chung nhau. Thử pha một muỗng sữa chua vào súp nóng.

- Các đồ ăn dư cần ghi ngày tháng trên nhãn. Liệng bỏ sau 4–5 ngày. Đừng dùng mũi ngửi để xem đồ ăn đã hư chưa.

- Giữ răng giả cho sạch sẽ.

- Nhờ người khác giúp quí vị tìm ra các mùi trong nhà mà có thể chính quí vị không chú ý tới.

- Cho gia đình biết về việc quí vị bị mất khả năng ngửi. Yêu cầu họ cho biết là người quí vị có mùi hôi không, hoặc thoa quá nhiều nước hoa hay không.

Khi nào tôi phải gọi bác sĩ hoặc y tá?

- Khi ăn không ngon vì không còn nếm thức ăn được nữa.

- Khi bị xuống cân.

Vài Vấn Đề
Khi Lớn Tuổi

Ghi Chú

_____

_____

_____

_____

_____

_____

_____

_____

_____

_____

_____

_____

_____

Bệnh Alzheimer
(Bệnh Lẫn)

Thế nào là bệnh Alzheimer (Lẫn) là gì?

Alzheimer là một bệnh về óc. Bệnh này làm người ta hay quên. Bệnh do các thay đổi hóa học trong não gây ra. Không thử nghiệm nào có thể cho biết một người bị Alzheimer hay không.

Tôi cần biết những gì?

- Không phải mọi vấn đề về trí nhớ đều do bệnh Alzheimer ra.
- Lúc đầu, rất khó phân biệt giữa bệnh Alzheimer và các vấn đề thông thường về trí nhớ. Các thay đổi diễn ra từ từ.
- Một số dấu hiệu của bệnh Alzheimer là:
  - Quí vị quên những điều vừa xảy ra.
  - Quí vị hỏi đi hỏi lại cùng một câu hỏi.
  - Quí vị quên tên mình và tên người thân trong gia đình.
  - Quí vị bị lạc ở những nơi quen thuộc.
  - Quí vị quên mình sống ở đâu, hoặc quên đường về nhà.
  - Quí vị không đi mua sắm hoặc nấu nướng được.
  - Quí vị quên tắm hoặc quên thay quần áo sạch.
  - Quí vị không cân bằng sổ chi phiếu được.

- Quí vị quên giờ hẹn.
- Quí vị không tìm được chữ diễn tả điều muốn nói.
- Quí vị không hiểu điều người khác đang nói.
- Quí vị không muốn đi ra ngoài và sinh hoạt cùng người khác.
- Quí vị luôn luôn cảm thấy buồn.

- Một người có thể có nhiều dấu hiệu kể trên mà vẫn không bị bệnh Alzheimer. Chỉ bác sĩ mới biết đó có phải là bệnh Alzheimer không.

- Một số loại thuốc có thể làm trì hoãn các dấu hiệu của bệnh Alzheimer.

Tôi có thể làm gì cho chính mình?

- Thu dọn phòng ốc và ngăn kéo để dễ tìm đồ vật. Tìm người giúp mình dọn dẹp.

- Dán nhãn trên các ngăn tủ và ngăn kéo để biết trong đó chứa gì. Dùng hình ảnh hoặc chữ viết.

- Làm một tấm bảng ghi những số điện thoại hay dùng, hay có thể cần đến trong lúc vội vàng. Để ngay cạnh máy điện thoại.

- Sắm một cuốn lịch chữ số lớn. Ghi dấu ngày trên đó.

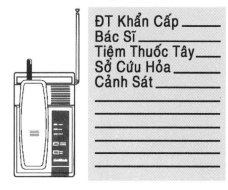

ĐT Khẩn Cấp _____
Bác Sĩ _____
Tiệm Thuốc Tây _____
Sở Cứu Hỏa _____
Cảnh Sát _____

Để danh sách điện thoại ngay cạnh máy điện thoại.

187

- Nếu đang uống thuốc:
  - Dùng các hộp thuốc để giúp mình nhớ phải uống loại thuốc nào.
  - Viết một danh sách các thứ thuốc đang uống.
  - Hỏi bác sĩ gia đình hoặc y tá xem có thể đơn giản hóa chương trình uống thuốc hằng ngày của mình không.
- Làm một danh sách các việc cần làm mỗi ngày.
- Đừng vội vàng. Để thật nhiều thời giờ làm công việc hàng ngày.
- Xin bạn bè hoặc người thân trong gia đình gọi đến nhắc nhở quí vị về việc:
  - Uống thuốc.
  - Giữ đúng hẹn.
  - Dùng bữa.
- Dùng bữa vào cùng giờ mỗi ngày. Nhờ người đưa đồ ăn tới nhà nếu quí vị không nấu nướng hoặc đi mua sắm được.
- Để ảnh gia đình và bạn bè ở nơi quí vị có thể nhìn thấy thường xuyên. Dán nhãn có tên của họ, nơi ở và công việc họ làm.
- Để một chìa khóa nhà cho người hàng xóm quí vị tín nhiệm.
- Để những mẩu giấy nhắc nhở tắt máy như lò bếp hoặc bàn ủi.
- Khi ra khỏi nhà nên đi cùng với người khác.

Bệnh Alzheimer (Bệnh Lẫn)

- Xin người khác giúp đỡ nếu bị lạc khi ở ngoài đường.

- Cho người khác biết rằng quí vị hay quên mọi việc và cần được giúp đỡ.

dừng lại nhờ giúp đỡ.

- Kiếm một vòng đeo tay có ghi căn cước (ID) của mình do chương trình Trở Về An Toàn thuộc Hội Alzheimer cấp phát. Gọi điện thoại số 1-800-272-3900.

- Luôn giữ trong người một bản đồ chỉ đường về nhà.

- Tập thể dục 30 phút mỗi ngày. Nghỉ ngơi khi thấy mệt.

- Cố cắt giảm căng thẳng trong đời sống.

- Quí vị có thể thường hay tức giận hoặc buồn phiền. Quí vị có thể cảm thấy cô đơn, bực mình, lo lắng, hoặc ngớ ngẩn. Những cảm giác này là chuyện bình thường do cơn bệnh.

- Sau đây là một số điều quí vị có thể làm để giảm bớt các cảm giác trên:

  - Để thời giờ mỗi ngày làm các việc mình ưa thích. Làm những việc như làm vườn, đi bộ, đi câu cá, đánh Golf (đánh cù), hoặc đi xem phim.

189

- Nói chuyện với người quí vị tín nhiệm về các cảm giác của mình. Nói chuyện với vị tư vấn tinh thần, bác sĩ gia đình, hoặc một người bạn thân.

- Cố gắng nhận sự giúp đỡ của người khác khi họ tỏ ý giúp đỡ.

- Nói chuyện với những người ở trung tâm cao niên về việc hay quên của mình.

- Xin Sở An Sinh Xã Hội gửi thẳng chi phiếu an sinh xã hội và hưu bổng vào ngân hàng cho mình.

- Nhờ người thân trong gia đình hoặc một người bạn tín nhiệm giúp về việc trả hóa đơn. Đi cùng người thân đến nói chuyện với luật sư về vấn đề này.

- Nói chuyện với gia đình về việc sau này quí vị muốn được chăm sóc y tế ra sao. Cho luật sư biết quí vị muốn ai quyết định thay cho mình trong tương lai. Chuẩn bị một bản chỉ thị trước. (Xem trang 44).

- Nói chuyện với gia đình về nơi quí vị muốn ở nếu không thể sống một mình. Có thể quí vị muốn có một người ở chung nhà, hoặc muốn sống với gia đình.

- Tìm hiểu về các nơi ở có người giúp đỡ. Nơi đây có người giúp quí vị về nhiều vấn đề như cơm nước và ăn mặc.

- Suy nghĩ về việc tham gia chương trình chăm sóc ban ngày dành cho người lớn.

- Hỏi bác sĩ hoặc y tá xem quí vị có cần phải có người săn sóc tại nhà hay không.

Khi nào tôi phải gọi bác sĩ hay y tá?

- Khi nghĩ rằng trí nhớ của mình càng lúc càng tệ hơn.

- Để đặt một chương trình uống thuốc dễ theo.

- Để hỏi xem mình còn lái xe được không.

- Để tìm hiểu về những trợ giúp trong việc cơm nước, đi mua sắm, hoặc làm việc vặt quanh nhà.

- Để tìm hiểu về các chương trình giúp đỡ quí vị.

- Bất cứ khi nào bị một bệnh mới.

Suy Nhược Tinh Thần

Thế nào là suy nhược tinh thần?

Suy nhược tinh thần là một căn bệnh. Nó có thể thay đổi tư tưởng, cảm giác, và sức khỏe con người. Nó thay đổi cách sống và cách hành xử của một người. Người bị bệnh thường trông buồn phiền, ảo não, và khổ sở.

Tôi cần biết những gì?

- Nhiều người cao niên bị suy nhược tinh thần.
- Nhiều người bị suy nhược tinh thần vào một lúc nào đó trong đời.
- Thay đổi trong cơ thể đi theo với tuổi tác có thể gây ra suy nhược tinh thần.
- Phụ nữ lớn tuổi bị suy nhược tinh thần thường xuyên hơn đàn ông.
- Người cao niên thường cảm thấy chán nản nhất vào lúc sáng sớm.
- Sau đây là một số dấu hiệu suy nhược tinh thần:
    - Không lưu tâm gì về những điều trước kia mình vẫn ưa thích.
    - Luôn cảm thấy buồn hoặc mệt mỏi không nguyên cớ.

- Khóc vô cớ.
- Không quyết định được các việc thường ngày.
- Không thể tập trung tư tưởng.
- Thường nghĩ về cái chết.
- Nghĩ đến việc tự tử.
- Lúc nào cũng lo lắng.
- Ăn không ngon miệng.
- Ngủ quá nhiều hoặc quá ít.

- Bệnh suy nhược tinh thần có thể do nhiều nguyên nhân như:
  - Người thân qua đời.
  - Một vài loại thuốc.
  - Uống bia, rượu, hay rượu mạnh.
  - Vấn đề tiền bạc.
  - Vấn đề hôn nhân.
  - Vấn đề sức khỏe.
  - Nghĩ về những việc đau buồn trong đời.

- Một người cần được giúp đỡ khi dấu hiệu suy nhược tinh thần xuất hiện mỗi ngày liên tục trong hơn 2 tuần lễ.

- Suy nhược tinh thần có thể chữa trị được. Chữa sớm sẽ làm cho bệnh ngưng không bị nặng thêm.

- Đa số những người bị suy nhược tinh thần không cần đi bệnh viện. Suy nhược tinh thần thường được chữa trị bằng thuốc và tư vấn.

- Một số người được chuyển đến bác sĩ chuyên khoa trị suy nhược tinh thần:

  - Bác sĩ tâm thần – Là bác sĩ y khoa được huấn luyện đặc biệt về các vấn đề tâm thần và cảm xúc. Những vị này có thể cho toa mua thuốc.

  - Chuyên gia tâm lý – Là người có bằng cấp đặc biệt về tâm lý và huấn luyện về tư vấn, xét nghiệm, và trị liệu. Những vị này không thể cho toa mua thuốc.

  - Đôi khi các nhân viên xã hội y tế và các nhân viên y tế khác cũng chữa trị bệnh suy nhược tinh thần.

Tôi có thể làm gì cho chính mình?

- Gặp bác sĩ gia đình nếu có dấu hiệu suy nhược tinh thần. Quí vị không thể tự mình chữa khỏi bệnh được.

- Một số điều quí vị có thể làm để qua thời gian suy nhược tinh thần:

  - Đừng mong làm được tất cả những việc vẫn làm khi trước. Dự định làm một ít việc dễ dàng mỗi ngày.

  - Đừng tin tất cả những ý nghĩ đen tối trong óc mình, như cảm giác tuyệt vọng.

  - Làm những điều khiến mình lạc quan. Làm những việc biết mình làm được.

194

- Hoãn lại những việc khó khăn, hoặc những quyết định quan trọng. Nếu phải quyết định một việc quan trọng, hãy nhờ một người tín nhiệm giúp đỡ.

- Đừng uống bia, rượu, rượu mạnh.

- Tập thể dục càng nhiều càng tốt. Thể dục sẽ giúp mình cảm thấy lạc quan hơn.

- Hãy biết rằng trị suy nhược tinh thần cần có thời gian.

- Nghĩ đến việc nuôi gia súc.

- Việc chữa trị sẽ rất hiệu quả nếu quí vị làm 6 điều sau đây:

1. Giữ tất cả các buổi hẹn với bác sĩ. Phải đến bác sĩ dù quí vị có cảm thấy khỏe hơn.

2. Cho bác sĩ hoặc nhân viên y tế biết về tất cả các thứ thuốc quí vị đang uống. Cho họ biết về các thứ thuốc mua ở dược phòng cũng như ở tiệm thực phẩm dinh dưỡng.

3. Nêu thắc mắc. Không có câu hỏi nào là ngớ ngẩn cả. Các thắc mắc sẽ giúp quí vị và bác sĩ hoặc y tá hợp tác tốt đẹp.

4. Uống thuốc khi nào bác sĩ còn bảo uống. Đừng ngưng thuốc dù đã cảm thấy khỏe hơn.

5. Cho bác sĩ hoặc nhân viên y tế của quí vị biết nếu thuốc làm bệnh nặng thêm.

6. Cho bác sĩ hoặc nhân viên y tế của quí vị biết là thuốc hiệu quả ra sao và quí vị cảm thấy thế nào.

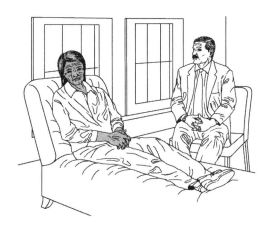

Cho bác sĩ biết quí vị cảm thấy thế nào.

Khi nào tôi phải gọi bác sĩ hoặc y tá?

• Khi quí vị có ý nghĩ tự hại mình hoặc tự tử.

• Quí vị nghĩ mình bị suy nhược tinh thần.

• Quí vị vẫn cảm thấy tinh thần rất suy nhược sau 2 tuần chữa trị.

Són Nước Tiểu
(Không Kiềm Chế Được)

Thế nào là không kiềm chế được?

Không kiềm chế được là từ ngữ chỉ hiện tượng nước tiểu tiết ra khi quí vị không muốn. Tình trạng này gọi là không kiềm chế được bài tiết.

Tôi cần biết những gì?

- Bị són nước tiểu là điều không bình thường. Bệnh này có thể chữa giảm hoặc chữa khỏi được. Đừng mắc cở, e thẹn khi xin bác sĩ chữa bệnh này.

- Một số điều gây ra chứng són nước tiểu, như:
  - Bị nhiễm trùng trong bọng đái, hoặc ống dẫn nước tiểu ra khỏi cơ thể.

  - Một số loại thuốc.

  - Bắp thịt yếu chung quanh vùng nước tiểu xuất ra. Những bắp thịt này gọi là bắp thịt vùng chậu.

  - Táo bón. Xem trang 149.

  - Nghẽn ống dẫn nước tiểu ra khỏi cơ thể.

  - Không đi tới phòng vệ sinh dễ dàng.

- Sau đây là một vài dấu hiệu của bệnh này:
  - Són nước tiểu khi ho, hắt hơi, cười to, nâng vật nặng, hoặc đứng từ ghế lên.

197

- ▪ Không nhịn tiểu được cho tới khi vào phòng vệ sinh.

- ▪ 1 hoặc 2 tiếng đi tiểu một lần.

- ▪ Đái dầm.

- ▪ Lúc nào cũng cảm thấy bọng đái căng đầy.

- ▪ Khó đi vào phòng vệ sinh vì có bệnh phong thấp hoặc các vấn đề khác về sức khỏe.

- Đàn ông có nhiếp hộ tuyến lớn thường khó kềm chế được nước tiểu.

- Có nhiều động tác thể thao phụ nữ có thể tập. Những động tác này giúp các bắp thịt kiểm soát nước tiểu. Các động tác này gọi là Kegel. Sau đây là cách tập:

  - ▪ Co chặt bắp thịt như đang nhịn tiểu.

  - ▪ Giữ chặt trong 3 giây.

  - ▪ Thả ra trong 3 giây.

  - ▪ Ba động tác này là 1 Kegel.

- Tập 15 Kegel, 3 lần một ngày, trong 6 tuần. Việc này đã giúp nhiều phụ nữ kiềm giữ được nước tiểu.

- Có thể tập Kegel ở mọi nơi. Tập trong khi xem truyền hình, đọc sách, hoặc rửa chén đĩa.

- Bác sĩ có thể cho toa mua thuốc giúp quí vị kiềm chế nước tiểu.

- Quí vị có thể cần giải phẫu để chữa bệnh này.

- Có nhiều loại băng vệ sinh có thể để trong người cho không bị ướt.

Són Nước Tiểu (Không Kiềm Chế Được)

Tôi có thể làm gì cho chính mình?

- Điều đầu tiên cần làm là đến gặp bác sĩ gia đình. Tìm hiểu tại sao mình lại bị són nước tiểu. Cho bác sĩ hoặc y tá biết tất cả các thứ thuốc quí vị đang dùng.

- Đừng giảm lượng chất lỏng uống vào cơ thể. Cơ thể quí vị vẫn cần 6–8 ly nước mỗi ngày.

- Mặc loại quần áo dễ cởi ra trong phòng vệ sinh. Để băng vệ sinh trong người giữ cho cơ thể khô ráo.

- Nhớ để lối ra vào phòng vệ sinh quang đãng để không bị vấp té.

- Để đèn đêm trong phòng vệ sinh.

- Đàn ông có thể để bô tiểu cạnh giường.

- Nhớ đi tiểu trước khi đi ngủ.

- Tránh dùng cà phê, trà, bia, rượu, hay rượu mạnh. Chúng có thể làm tăng lượng nước tiểu.

- Đừng uống chất lỏng vào buổi tối trước khi đi ngủ.

- Cố gắng đi tiểu theo đúng giờ trong ngày. Bắt đầu tiểu cách 2 giờ một lần. Khi giữ được không đi tiểu trong vòng 2 giờ, hãy tăng lên 3 giờ một lần.

- Phụ nữ có thể thử tập thể dục Kegel.

Són Nước Tiểu (Không Kiềm Chế Được)

Khi nào tôi phải gọi bác sĩ hoặc y tá?

- Khi bị són nước tiểu.
- Bỗng dưng không thể kềm được nước tiểu.
- Bị rát nóng hay đau khi đi tiểu.
- Có máu trong nước tiểu.
- Bị sốt.
- Thức dậy quá 3 lần một đêm để đi tiểu.
- Đi tiểu khó.
- Tiểu nhỏ giọt hoặc phải rặn mới tiểu được.

Rỗng Xương

Thế nào là rỗng xương?

Rỗng xương là mất khối lượng xương. Xương hóa mỏng và yếu. Có thể gẫy dễ dàng.

Tôi cần biết những gì?

- Rỗng xương là một hiện tượng phổ thông hơn nơi:

    - Người gầy ốm.

    - Đàn bà da trắng và Á Châu.

    - Người uống các loại thuốc gọi là Steroid.

    - Phụ nữ không uống estrogen và đã giải phẫu cắt tử cung.

    - Người hút thuốc.

- Mắc bệnh này, xương có thể gẫy do hắt hơi hoặc nâng nhắc vật nặng.

- Xương gẫy thường nhất là nơi hông, lưng, và cổ tay.

- Có những điều làm được để ngăn tiêu hao xương. Ba điều quan trọng nhất là:

    1. Thể dục hằng ngày.

    2. Ăn uống lành mạnh.

    3. Uống thêm calcium.

- Người cao niên cần tập thể dục ít nhất 3 lần một tuần, mỗi lần 30 phút. Tốt nhất là tập thể dục mỗi ngày. Đi bộ, leo cầu thang, và cử tạ 1 pound là những cách tập thể dục tốt đối với người cao niên. Những cách tập này gọi là cử tạ.

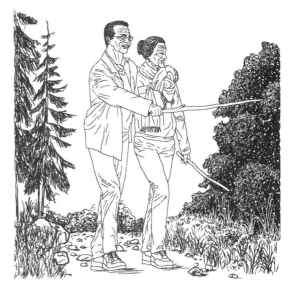

Tập thể dục để ngăn hao xương.

Chúng giúp ngăn tiêu hao xương.

- Ăn các thức nhiều calcium, sinh tố D, và chất đạm. Quí vị cần những thứ này để giữ xương cứng. Cá, các loại rau lá xanh, sữa và các thực phẩm từ sữa có nhiều calcium. Sữa không chất béo cũng có nhiều calcium như sữa nguyên chất.

- Quí vị có thể có đủ lượng calcium và sinh tố D cần thiết mỗi ngày bằng cách ngày nào cũng uống 24 ounces (3 ly) sữa không chất béo.

- 2½ ly yogurt hoặc 5 ounces phó mát cũng cho quí vị đủ lượng calcium cần thiết.

- Nhiều người cao niên có đủ calcium qua thức ăn. Họ cần uống thuốc viên calcium. Nên hỏi bác sĩ về loại thuốc tốt nhất và cần uống bao nhiêu.

- Dùng quá nhiều can xi (calcium) không tốt nếu quí vị đang có các bệnh khác, chẳng hạn như sạn thận.

Tôi có thể làm gì cho chính mình?

- Ăn thực phẩm lành mạnh. Hỏi bác sĩ xem có cần uống thêm calcium, sinh tố D, hoặc thuốc giúp xương cứng hay không.

- Hỏi bác sĩ xem có thứ thuốc nào quí vị đang dùng có thể khiến cho xương yếu đi không.

- Nhớ cho bác sĩ biết về:

  - Những người thân trong gia đình có bệnh rỗng xương.

  - Những người thân trong gia đình đã bị gẫy xương hông.

  - Về chứng đau trong xương của chính mình.

- Bắt đầu một chương trình thể dục. Đi bộ 30 phút một ngày là một cách tập thể dục tốt. Rủ những người cao niên khác tham gia với mình. Nhớ mang giầy đi bộ loại tốt.

- Giữ nhà cửa an toàn cho khỏi té ngã. Đọc các lời khuyên về an toàn nơi trang 2.

- Nếu hút thuốc, nên ngưng hút. Hút thuốc làm xương mỏng hơn.

- Uống nhiều chất rượu khiến cơ thể không tạo ra được xương mới. Đừng uống quá 1 hoặc 2 ly bia, rượu, hoặc rượu mạnh mỗi ngày.

- Dùng nhiều chất caffeine không tốt cho xương.
  Đừng uống hơn 2 ly có caffeine mỗi ngày.
  Các thứ này gồm cà phê, trà, và soda có caffeine.

Khi nào tôi phải gọi bác sĩ hoặc y tá?

- Khi có thắc mắc về việc uống calcium.

- Muốn biết mình có bị rỗng xương không.

- Muốn nói chuyện về việc uống thuốc trị chứng hao xương.

- Bị đau trong xương.

- Bị té ngã.

Các Vấn Đề Về Nhiếp Hộ Tuyến

Thế nào là vấn đề về nhiếp hộ tuyến ?

Vấn đề nhiếp hộ tuyến, tuyến nằm ở đáy bọng đái của đàn ông, là một điều thông thường đối với nam giới trên 65 tuổi. Khi đàn ông lớn tuổi, nhiếp hộ tuyến to dần lên.

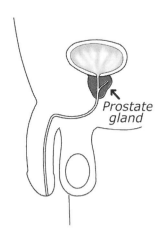

Prostate gland

Tôi cần biết những gì?

• Khi nhiếp hộ tuyến to lên, nó có thể đè vào ống dẫn nước tiểu. Điều này có thể ngăn đường tiểu.

• Một số bác sĩ tin rằng có vài loại sinh tố hoặc dược thảo tốt cho nhiếp hộ tuyến. Bác sĩ cũng tin rằng thức ăn ít chất béo, nhiều rau, ngũ cốc nguyên hạt và chất xơ tốt cho nhiếp hộ tuyến.

• Các dấu hiệu khi có vấn đề nhiếp hộ tuyến là:

  ▪ Quí vị cảm thấy mình phải đi tiểu ngay.

  ▪ Quí vị đi tiểu nhỏ giọt.

  ▪ Quí vị phải thức giấc quá 2 lần một đêm để đi tiểu.

- Quí vị cảm thấy như còn nước tiểu nữa mà không đi ra được.
- Quí vị cảm thấy nóng rát khi đi tiểu.
- Quí vị phải rặn mới bắt đầu tiểu ra được.

- Ung thư nhiếp hộ tuyến là loại ung thư thường gặp nhất đối với đàn ông trên 50 tuổi. Có một loại thử nghiệm máu để biết một người đàn ông có bị ung thư nhiếp hộ tuyến hay không.

Tôi có thể làm gì cho chính mình?

- Đi tiểu ngay khi mới cảm thấy muốn đi. Đừng chờ. Nếu bọng đái đầy quá, nước tiểu có thể làm rát nhiếp hộ tuyến.

- Sinh hoạt tình dục càng thường xuyên càng tốt. Xuất tinh là điều tốt cho nhiếp hộ tuyến.

- Xin bác sĩ hoặc y tá khám nhiếp hộ tuyến hằng năm.

- Có các loại thuốc chữa nhiếp hộ tuyến lớn. Hỏi bác sĩ xem có cần phải uống một trong các loại thuốc này không.

- Nói chuyện với bác sĩ về thuốc bổ, dược thảo, cách ăn uống lành mạnh để có nhiếp hộ tuyến khỏe mạnh.

Khi nào tôi phải gọi bác sĩ hoặc y tá?

- Quí vị phải đi tiểu thường xuyên.
- Quí vị đi tiểu khó.
- Quí vị tiểu nhỏ giọt.
- Quí vị thức dậy quá 2 lần một đêm để đi tiểu.
- Có máu trong nước tiểu.
- Quí vị cảm thấy như không thể đi hết nước tiểu trong bọng đái. Gọi bác sĩ ngay nếu đã cố mà không đi tiểu được.
- Quí vị muốn làm thử nghiệm ung thư nhiếp hộ tuyến.

Kiệt Sức Vì Nóng
Và Say Nắng

Thế nào là kiệt sức vì nóng và say nắng?

Tình trạng này xảy ra khi cơ thể bị quá nóng. Đây là một tình trạng y khoa rất nguy hiểm. Nó có thể làm não tổn thương và gây tử vong.

Tôi cần biết những gì?

- Khi lớn tuổi, cơ thể không thích ứng với trời nóng được như trước.

- Ra mồ hôi có thể làm bớt nhiệt cơ thể. Nhưng người cao niên ít ra mồ hôi hơn.

- Người cao niên có thể không cảm thấy khát nước dù cơ thể họ đã ít nước. Họ có thể bị ráo nước. Đây là một tình trạng y khoa nguy hiểm.

- Có những dấu hiệu bị kiệt sức vì nóng và say nắng như sau:

  - Nhịp tim đập nhanh hoặc chậm.

  - Da lạnh và ướt (nhơm nhớp).

  - Màu da tái xanh hoặc xám.

  - Cảm thấy lẫn lộn.

  - Cảm thấy khát nước.

  - Cảm thấy yếu, muốn xỉu.

  - Co rút bắp thịt (vọp bẻ).

  - Nước tiểu vàng xậm hoặc mầu cam.

  - Đau dạ dầy hoặc ói mửa.

- Một số bệnh có thể khiến cho người cao niên bị nóng nhanh hơn, như:
  - Bệnh tim
  - Tiểu đường
  - Tuần hoàn yếu
- Một số loại thuốc có thể khiến người cao niên dễ có nguy cơ bị kiệt sức vì nóng.

Tôi có thể làm gì cho chính mình?

- Khi trời nóng, mặc y phục vải bông nhẹ, và rộng. Đừng mặc nhiều lớp quần áo.

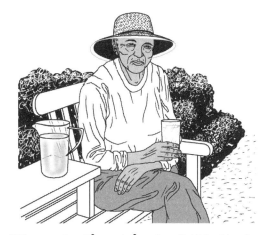

- Luôn luôn để ly nước hoặc ly trái cây ép bên cạnh. Uống từng ngụm thường xuyên. Đừng chờ đến khi cảm thấy khát.

Uống nước để cơ thể mát mẻ khi trời nóng

Quí vị có thể không thấy khát ngay cả khi cơ thể cần thêm nước.

- Uống 6 tới 8 ly chất lỏng một ngày. Hãy uống như vậy, trừ khi bác sĩ nói phải hạn chế lượng chất lỏng.

- Cố đừng uống nhiều cà phê, bia, rượu, hoặc rượu mạnh. Những thứ này rút nước ra khỏi cơ thể quí vị.

- Cho không khí luân lưu trong nhà. Mở cửa sổ. Dùng quạt hay dùng máy điều hòa không khí.

- Che các cửa sổ bị nắng trực tiếp chiếu vào. Những lúc trời nóng nhất trong ngày, đóng các rèm và mành cửa lại.

- Tắm bằng nước mát.

- Đừng dùng các thuốc muối.

- Đừng làm việc nhiều khi trời nóng.

- Làm nhiều rau trộn và thực phẩm nguội hơn, như vậy trong nhà không bị thêm hơi nóng.

- Ở trong nhà vào những ngày trời rất nóng. Nếu trong nhà nóng thì đi xem phim, đi thư viện, hoặc vào các trung tâm mua bán là nơi mát mẻ hơn.

- Nếu phải đi ra ngoài khi trời nắng, hãy làm các việc sau đây:

  - Uống 8 ounces chất lỏng trước khi ra khỏi nhà.

  - Cứ mỗi 20 phút ở ngoài trời nóng nhớ uống 6 ounces chất lỏng.

  - Đội mũ rộng vành.

  - Bôi kem chống nắng có độ SPF từ 15 trở lên.

  - Đừng làm bất cứ việc gì ngoài trời nóng.

- Nói chuyện với bác sĩ nếu quí vị bịnh vì trời nóng. Đừng ngưng uống thuốc mà không nói với bác sĩ.

Khi nào tôi phải gọi bác sĩ hoặc y tá?

- Khi đã có cố giữ cho mát, mà vẫn bịnh vì hơi nóng.

Bị Lạnh Quá

Thế nào là bị lạnh quá?

Người cao niên không thích ứng được với trời lạnh như khi còn trẻ. Cơ thể của họ có thể bị quá lạnh.

Tôi cần biết những gì?

- Khi có tuổi, cơ thể ít tạo được nhiệt để giữ ấm. Cơ thể cũng không giữ được nhiệt.

- Nhiều người cao niên không cảm thấy sự đổi thay về nhiệt độ trong phòng như người trẻ. Quí vị có thể không nhận ra là gian phòng quá lạnh. Quí vị có thể không biết là y phục của mình không đủ ấm.

- Người cao niên cần bảo vệ cơ thể mình cho khỏi bị lạnh quá. Điều này có thể xảy ra nếu quí vị ở ngoài trời lạnh quá lâu. Nó có thể xảy ra khi trong nhà quí vị lạnh quá.

- Người cao niên quá gầy ốm dễ bị quá lạnh hơn người khác. Quí vị không có đủ chất béo trong cơ thể để giữ cho mình khỏi cơn lạnh. Quí vị cần mặc thêm quần áo.

- Quí vị có thể chết nếu cơ thể bị quá lạnh. Tình trạng này gọi là cơ thể mất nhiệt.

- Sau đây là một số dấu hiệu về tình trạng thân nhiệt xuống thấp:
  - Bị lẫn lộn
  - Cảm thấy buồn ngủ
  - Giọng nói bị lạc đi, lơ lớ
  - Thân thể run rẩy
  - Nhịp tim chậm
  - Ngón tay, ngón chân và môi thâm tím
- Những bệnh sau đây làm người cao niên dễ bị thân nhiệt hạ:
  - Bệnh tuyến giáp trạng
  - Tai biến mạch máu não
  - Bệnh Parkinson
  - Bệnh tiểu đường

Tôi có thể làm gì cho chính mình?

- Sưởi ấm gian phòng mình ở. Giữ nhiệt độ trong nhà trên mức 65 độ F hay 18 độ C.
- Hỏi xem quí vị có thể xin tiền đặt hệ thống cách nhiệt trong nhà, hoặc tiền gas sưởi ấm không.
- Đừng sưởi trong nhà bằng cách vặn lò nấu hoặc đốt than.
- Nhớ mặc quần áo ấm cho mùa đông.
- Xem chắc là mình có chỗ cư ngụ ấm áp trước khi đến mùa lạnh.

- Mặc thêm nhiều lớp quần áo giữ cơ thể ấm áp. Đội mũ, đeo khăn quàng cổ và găng tay khi đi ra ngoài. Mang mũ và vớ khi đi ngủ ban đêm.

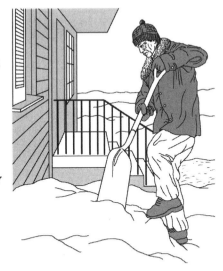

- Nếu quần áo bị ướt vì nước mưa hoặc tuyết, thay quần áo khô càng sớm càng tốt. Quần áo ướt rút nhiệt ra khỏi cơ thể và làm cho quí vị bị lạnh.

Mặc nhiều quần áo khi trời lạnh.

- Di chuyển luôn luôn. Cơ thể tạo thêm nhiệt khi quí vị đi lại.

- Thuốc ngủ, thuốc an thần, và một số thuốc cảm có thể làm quí vị buồn ngủ. Đừng uống những thứ này nếu trong nhà lạnh. Nói chuyện lại với bác sĩ trước khi ngưng thuốc nếu bác sĩ dặn quí vị uống.

- Đừng hút thuốc khi trời lạnh. Hút thuốc làm chậm sự tuần hoàn máu xuống tay và chân.

- Uống các thứ nước ấm, không phải nước nóng, để làm ấm cơ thể.

- Để nhiều chăn (mền) ấm, dép, đồ lót dài, và mũ.

- Nếu dùng mền điện:

  - Đừng nhét các mép mền xuống dưới nệm.

  - Đừng đặt bất cứ thứ gì trên đó.

  - Đừng để gia súc ngủ trên đó.

- Nếu dùng máy sưởi nhỏ, để sưởi cách xa cách vật dụng khác 3 bộ Anh.

Khi nào tôi phải gọi bác sĩ hoặc y tá?

- Những điều quí vị đang làm để giữ ấm thân thể không hiệu quả.

- Để hỏi về các thứ thuốc có thể làm cơ thể quí vị lạnh.

- Để xin giúp đỡ về việc trả tiền gas sưởi trong nhà.

- Máy sưởi trong nhà bị hư khi trời lạnh.

Ý Nghĩa Từ Ngữ

A

- **Âm đạo (vagina)**—Cửa mình vào tử cungngười đàn bà

- **An Sinh Xã Hội (Social Security)**—Chương trình bảo hiểm của chính quyền trung ương cho người có việc làm. Chương trình này trả tiền bảo hiểm sức khỏe Medicare.

B

- **Bao ngừa thai (condom)**—Bao bằng cao su bọc dương vật trước khi giao hợp. Bao này ngừa thai và các bệnh truyền nhiễm qua đường tình dục. Còn gọi là bao cao su.

- **Bác sĩ chuyên khoa bàn chân (podiatrist)**—Bác sĩ chỉ chuyên chữa bàn chân.

- **Bác sĩ săn sóc đầu tiên (primary care provider, PCP)**—Bác sĩ hoặc y tá giúp quí vị sống khỏe mạnh và có mặt khi quí vị đau ốm. PCP cũng có nghĩa là bác sĩ "thường trực" của quí vị.

- **Bệnh (disease)**—Sự đau ốm hoặc bệnh tật.

- **Bệnh AIDS (AIDS, Acquired Immune Deficiency Syndrome)**—Một chứng bệnh lan truyền qua việc giao hợp hoặc qua việc dùng thuốc chích gây ra bệnh rất nặng và tử vong.

- **Bệnh Lẫn (Alzheimer's disease)**—Bệnh về óc khiến người ta quên sự việc.

- **Bệnh nhân ngoại trú (outpatient)**—Được coi là bệnh nhân ngoại trú khi quí vị đến bệnh viện để được chăm sóc hoặc thử nghiệm mà không ở lại phòng bệnh viện qua đêm.

- **Bệnh tiểu đường (diabetes)**—Bệnh sinh ra khi có quá nhiều đường trong máu.

- **Bệnh truyền nhiễm qua đường sinh dục (Sexually transmitted diseases, STD)**—Bệnh lan truyền qua việc giao hợp.

- **Bệnh phong thấp (arthritis)**—Sự đau đớn, cứng đơ hoặc sưng phồng khớp xương.

- **Bệnh tăng nhãn áp Glaucoma**—Bệnh áp suất trong mắt cao khiến mắt không hoạt động.

- **Bệnh viêm phổi (pneumonia)**—Sự nhiễm trùng trong phổi.

- **Buổi hẹn (appointment)**—Ngày giờ quí vị đến bác sĩ hoặc trung tâm y tế.

C

- **Cấp cứu (emergency)**—Một vấn đề sức khỏe có thể gây ra nguy hại lâu dài hoặc chết. Thí dụ như chảy máu hoặc không thở được.

- **Can ci (calcium)**—Chất khoáng trong xương và răng giúp xương và răng khỏe.

216

- **Chất xơ (fiber)**—Phần của những loại cây như cây ăn quả, cây rau và hạt cây lương thực cơ thể con người không tiêu thụ. Khi ăn chất này, cơ thể sẽ thải ra chất phế thải.

- **Chỉ thị trước (advanced directives)**—Một loại giấy tờ pháp lý quí vị dùng để viết những điều mình muốn về việc chăm sóc sức khỏe một khi quá yếu, không tự nói được. Giấy tờ này cũng liệt kê tên một người quí vị chọn để quyết định cho mình trong trường hợp quí vị không quyết định được. Mỗi tiểu bang đều có luật lệ riêng về chỉ thị trước

- **Chích ngừa (immunizations)**—Mũi chích ngừa một số bệnh.

- **Chữa trị (treatment)**—Chữa trị do bác sĩ hay y tá bằng giải phẫu hay thuốc men.

- **Chụp quang tuyến nhũ hoa (mammogram)**—Dùng quang tuyến chụp nhũ hoa để tìm ung thư.

- **Chuyên khoa (specialty)**—Người được huấn luyện đặc biệt về một phần hoặc một hệ thống cơ thể .

- **Cơ sở an dưỡng chuyên nghiệp (skilled nursing facility, SNF)**—Còn gọi là 'SNIFF'. Một nơi ở khi quí vị không cần phải ở tại bệnh viện nữa nhưng không đủ khỏe để sống ở nhà. Còn được gọi là nhà an dưỡng

- **Cổ tử cung (cervix)**—Phần trông như cổ ở tử cung (bộ phận phụ nữ).

- **Cương cứng (erection)**—Dương vật cứng.

D

- **Dinh dưỡng (Nutrients)**—Những chất cơ thể tiêu thụ trong thức ăn.

- **Di Chúc (Living will)**—Một loại chỉ thị trước. Loại giấy tờ pháp lý ghi rõ các ước muốn của quí vị vào giai đoạn chữa trị cuối cùng nếu quí vị không còn nói được.

- **Dị ứng (allergy)**—Ngã bệnh (ngứa ngáy, hắt hơi, nổi mề đay, khó thở, kể cả bất tỉnh) những thứ như thuốc men, thức ăn, cây cỏ, bụi bậm và các thứ khác.

- **Dược sĩ (pharmacist)**—Người soạn thuốc theo toa bác sĩ. Dược sĩ có thể chỉ dẫn cho quí vị về các loại thuốc mua không cần toa bác sĩ và các loại khác liên hệ đến sức khỏe.

- **Dược thảo (herbs)**—Các loại cây cỏ dùng làm dược phẩm.

- **Đau ốm (illness)**—Bị đau ốm hoặc bệnh tật và sức khỏe không tốt.

- **Đồng bảo hiểm (coinsurance)**—Phần bảo hiểm bệnh nhân phải trả.

G

- **Giấy tờ chứng nhận (credentials)**—Bằng cấp và giấy tờ chứng nhận một người được hành nghề y khoa hoặc được cung ứng dịch vụ chăm sóc sức khỏe một cách hợp pháp.

- **Giang mai (syphilis)**—Một bệnh truyền qua người khác khi giao hợp.

- **Giải phẫu (surgery)**—Khi bác sĩ cắt vào thân thể để chữa trị một bệnh.

- **Giới thiệu đi (referral)**—Khi quí vị được gửi tới một bác sĩ hoặc một nơi khác cho các dịch vụ hoặc các sự chăm sóc khác mà bác sĩ thường trực hoặc bác sĩ săn sóc đầu tiên không thực hiện được.

H

- **Hồ sơ bệnh lý (medical record)**—Hồ sơ lưu giữ giấy tờ về sức khỏe của bệnh nhân. Còn gọi là hồ sơ bệnh nhân.

K

- **Khám sức khỏe tổng quát (physical exam)**—Bác sĩ hoặc một nhà cung ứng dịch vụ y tế sẽ khám quí vị toàn diện và làm các thử nghiệm như máu hoặc chụp quang tuyến.

- **Khiếu nại (appeal)**—Quyền chất vấn Medicare về những dịch vụ Medicare không trả trong khi quí vị cho rằng dịch vụ nằm trong phạm vi Medicare đài thọ.

- **Khuyết tật (disability)**—Không thể làm việc vì đau ốm hoặc thương tích.

- **Kích thích tố (hormone)**—Dung dịch trong cơ thể.

L

- **Loại thuốc tương đương (generic)**-Những loại thuốc hoặc các sản phẩm có chi phí thấp hơn, không mang nhãn hiệu riêng.

M

- **Mất ngủ (insomnia)**—Không ngủ được.
- **Mắt cườm (Cataract)**—Tròng mắt bị đục khiến người ta không nhìn được.
- **Máy báo động khói (smoke detectors)**—Dụng cụ gây ra tiếng kêu lớn khi có khói hoặc lửa.
- **Medicaid (Medicaid)**—Chương trình của liên bang và tiểu bang dành cho những người lợi tức thấp và ít tài sản.
- **Medicare (Medicare)**—Phần chăm sóc sức khỏe của chương trình An Sinh Xã Hội cho người già từ 65 tuổi trở lên. Phần A trả cho chi phí bệnh viện. Phần B trả chi phí bác sĩ và các dịch vụ khác quí vị nhận được khi không nằm bệnh viện.
- **Medicare HMO (Medicare HMO)**—Một loại bảo hiểm đặc biệt của chính quyền dành cho người cao niên.
- **Medigap (Medigap)**—Loại bảo hiểm tư trả cho những loại chăm sóc Medicare không trả.
- **Mỡ trong máu (cholesterol)**—Một loại chất béo là nguyên nhân chính của bệnh tim người lớn. Chất này làm nghẽn đường máu lưu thông.

- **Mua thêm thuốc theo toa cũ (refill)**—Con số ghi trên nhãn dán của mỗi toa thuốc cho biết số lần quí vị có thể mua thêm thuốc đó mà không cần sự chấp thuận của bác sĩ hay y tá.

- **Mũi chích (shots)**—Thuốc chích vào người bằng kim và ống chích giúp quí vị ngăn ngừa được một số bệnh.

- **Mũi chích kế tiếp (booster shot)**—Mũi chích tiếp theo mũi chích lần trước để ngừa bệnh.

N

- **Nghiện rượu (alcoholic)**—Người không kiểm soát được lượng rượu uống.

- **Ngon miệng (appetite)**—Sự thèm muốn thực phẩm bình thường.

- **Ngược đãi, lạm dụng, hành hạ (abuse)**—Gây tổn hại cho một người. Có thể là những điều như đánh đập, ăn cắp, mắng nhiếc hoặc không chăm sóc người ta.

- **Người ăn chay (vegetarian)**—Thực phẩm không có thịt.

- **Nhân viên cứu thương (paramedic)**—Người được huấn luyện để chăm sóc trong trường hợp khẩn cấp. Những người này thường đi bằng xe cứu thương.

- **Nhiễm trùng (infection)**—Bệnh tật do vi trùng mắt không nhìn thấy được gây ra. Việc nhiễm trùng có thể xảy ra bên trong cơ thể hoặc trên da. Các dấu hiệu của nhiễm trùng là sưng đỏ, nóng, đau đớn, chất lỏng hoặc mủ chảy ra ngoài da.

- **Nhiếp hộ tuyến (prostate)**—Loại tuyến ở đàn ông có hình thù như bánh đô nấc (doughnut) và ở bên dưới bàng quang. Tuyến này cấu tạo dung dịch chứa tinh trùng khi xuất tinh. Khi lớn tuổi, tuyến trở nên lớn hơn và có thể gây ra các vấn đề về đường tiểu và ung thư.

- **Nơi chăm sóc người bị bệnh nặng ở giai đoạn cuối cùng (hospice)**—Một nhóm người chăm sóc và cung ứng dịch vụ cho một người và gia đình một người khi người đó sắp chết.

- **Nước tiểu (urine)**—Nước đái.

P

- **Phân (stool)**—Đi cầu. Đưa phân đặc ra ngoài cơ thể.

- **Phạm vi đài thọ (coverage)**—Loại bảo hiểm.

- **Phong đòn gánh (tetanus)**—Sài uốn ván. Bệnh truyền nhiễm làm chết người.

R

- **Rất thân mật (intimate)**—Tiếp xúc gần gũi riêng biệt và có tính cách cá nhân với một người.

S

- **Sự liên hệ (relationship)**—Hai người quen nhau và cùng chia xẻ tin tức cá nhân.

- **Suy nhược tinh thần (depression)**—Luôn luôn cảm thấy buồn bã.

T

- **Tâm thần (mental)**—Tâm trí hoặc phần suy nghĩ của bộ óc.

- **Tập trung (concentrate)**—Nghĩ về một vấn đề.

- **Táo bón (constipated)**—Không đi cầu được (phân đặc di ra ngoài cơ thể).

- **Tay vịn (grab bars)**—Thanh nắm ở cầu thang, bồn tắm, chỗ tắm đứng và tường để người ta nắm vào.

- **Thán khí độc (carbon monoxide)**—Hơi ga không có mầu sắc và mùi vị.

- **Thể dục (exercise)**—Chuyển động của cơ thể làm nhịp đập của tim và hơi thở nhanh hơn.

- **Thực phẩm (diet)**—Thức ăn hàng ngày.

- **Thuốc bổ (vitamins)**—Những chất có trong thực phẩm và cơ thể tiêu thụ.

- **Thuốc mẫu (samples)**—Lượng thuốc nhỏ bác sĩ hay y tá đưa cho khi quí vị đến phòng mạch bác sĩ hoặc trung tâm y tế.

- **Thuốc men (medicines)**—Những thứ uống vào trong người khiến quí vị khỏe mạnh hơn.

- **Thuốc mua không cần toa bác sĩ (over-the-counter, OTC)**—Những loại thuốc có thể mua không cần toa bác sĩ như aspirin, thuốc bổ và thuốc ho nước.

- **Thủ dâm (masturbation)**—Khi một người dùng tay để thỏa mãn sự thôi thúc tình dục.

- **Tiền khấu trừ (deductible)**—Chi phí bảo hiểm sức khỏe quí vị phải trả.

- **Toa thuốc (prescription)**—Chỉ thị của bác sĩ về một loại thuốc được viết ra trên giấy.

- **Trị liệu (therapy)**—Việc chữa trị một bệnh hay một sự đau ốm.

- **Trung tâm chăm sóc khẩn cấp (urgent care)**—Nơi quí vị đến để được chăm sóc y tế khi bị bệnh và muốn được chăm sóc ngay lập tức. Quí vị biết rằng bệnh đó không phải là cấp cứu và không làm nguy hiểm hoặc chết chóc.

- **Trung tâm y tế (clinic)**—Một danh từ khác dùng cho phòng mạch bác sĩ.

- **Trung Tâm Y Tế Khám Bệnh Nhân Đến Cùng Ngày (Same Day Illness Clinic)**—Nơi bệnh nhân đến gặp bác sĩ hoặc nhà cung ứng dịch vụ y tế không cần lấy hẹn.

- **Tác dụng phụ (side effects)**—Những điều thuốc men gây ra cho cơ thể ngoài việc trị bệnh.

V

- **Vết đục giáp mạc thoái hóa (Macular degeneration)**—Phần chính giữa mắt bị vỡ vụn và mắt từ từ không nhìn thấy.

X

- **Xuất tinh (ejaculate)**—Tinh trùng chẩy ra từ dương vật trong lúc giao hợp.

- **Xúc cảm (emotional)**—Tình cảm.

Y

- **Yếu ớt (frail)**—Mất bắp thịt và sức mạnh.

Có Gì Trong Quyển Sách Này Từ A Đến Z

Cảm Tạ

Chúng tôi xin chân thành cảm tạ những người có tên sau đây đã giúp hoàn thành quyển sách này.

Harriet Udin Aronow, Ph.D.

Mary Ann Blue, R.N.,
   B.S.H.S.

Robert H. Brumfield, Jr., M.D.

Eleanor P. Coy

Ruth E. Ditsch, R.N., B.A.

Cecile Quynh Duong, B.S.

Consuelo S. Flores, B.S.

Rose Gilbert

Moataz K. Giurgius, M.D.

Gino Hasler

Elizabeth Heck, M.S.W.

Marilyn Hendricks, R.N.,
   M.B.A.

Lorré Hindman, R.N., B.S.N.

Joycelyn Jenkins-Bautista,
   G.N.P.

Neva Johnson, B.A.

Denis Kitayama, PharmD.

Ann Kuklierus, R.N.

Ruth P. Lewis, R.N.

Gloria Mayer, R.N., Ed.D.

Thomas R. Mayer, M.D.

Muriel Medina, Ph.D.

Reneé J. Merolli, R.N., M.A.

Duane Mitchell

Phyllis V. Mumaw, B.S.

Cathy Murphree, R.N.

Karen Trinhnu Nguyen, B.S.

Sy Huy Nguyen, B.S.

Earl Parliman

Mary Ann T. Railey, B.A.

Dolores Ramos, R.D.H.

Audrey Riffenburgh, M.A.

Florence M. Schwab

Alan C. Schwartz, M.D.

W. Edna Taylor

Rosemary C. Treacy, M.Ed.

Amelia Velasquez

Nancy Ann Whyte, B.A.

Marjorie S. Zahner, R.N.

Ghi Chú

Những Sách Khác Trong Loạt Sách Này

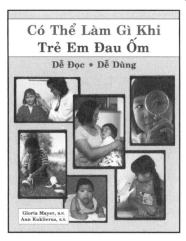

ISBN 0-9701245-8-9

Có Thể Làm Gì Khi Trẻ Em Đau Ốm

Có nhiều điều quí vị có thể làm được ở nhà cho con em. Cuối cùng, đã có một cuốn sách dễ đọc, dễ dùng do hai nữ y tá nhiều kinh nghiệm biên soạn. Cuốn sách này giúp quí vị:

- Biết làm gì khi trẻ em đau ốm.
- Khi nào nên gọi bác sĩ.
- Cách đo nhiệt độ (cặp thủy).
- Nên làm gì khi trẻ em bị cúm.
- Cách chăm sóc các vết đứt và vết trầy.
- Cho trẻ em ăn gì khi em bị đau.
- Cách ngăn chặn nhiễm trùng lan rộng.
- Cách ngăn ngừa tai nạn trong nhà.
- Biết làm gì trong trường hợp cấp cứu.

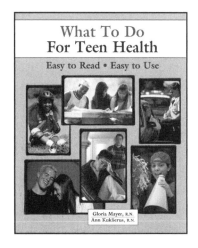

ISBN 0-9701245-2-X

What To Do For Teen Health

The teen years are hard on parents and teens. There are many things you can do to help your teen. At last, an easy to read, easy to use book written by two nurses. This book tells you:

- About the body changes that happen to teens.
- How to get ready for the teen years.
- How to talk with your teen.
- What you can do to feel closer to your teen.
- How to help your teen do well in school.
- All about dating and sex.
- How to keep your teen safe.
- The signs of trouble and where to go for help.

Sách cũng xuất bản bằng tiếng Tây Ban Nha. Muốn mua sách xin gọi số (800) 434-4633.